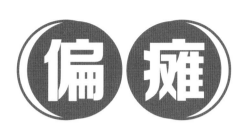

偏瘫 中医运动疗法

PIANTAN ZHONGYI YUNDONG LIAOFA

主编　李昌柳　胡才友　黄东挺

广西科学技术出版社

图书在版编目（CIP）数据

偏瘫中医运动疗法 / 李昌柳，胡才友，黄东挺主编
. —南宁：广西科学技术出版社，2022.10
ISBN 978-7-5551-1820-6

Ⅰ. ①偏… Ⅱ. ①李… ②胡… ③黄… Ⅲ. ①偏瘫—
中医疗法—运动疗法 Ⅳ. ①R247.3

中国版本图书馆CIP数据核字（2022）第174652号

偏瘫中医运动疗法

主编　李昌柳　胡才友　黄东挺

责任编辑：黎志海　　　　　　　　装帧设计：梁　良
责任校对：吴书丽　　　　　　　　责任印制：陆　弟

出　版　人：卢培钊　　　　　　　出版发行：广西科学技术出版社
社　　　址：广西南宁市东葛路 66 号　　邮政编码：530023
网　　　址：http://www.gxkjs.com

经　　　销：全国各地新华书店
印　　　刷：广西雅图盛印务有限公司
地　　　址：南宁市高新区创新西路科铭电力产业园　　邮政编码：530007
开　　　本：787 mm×1092 mm　　1/16
字　　　数：294 千字　　　　　　　　印　　张：15
版　　　次：2022 年 10 月第 1 版　　　印　　次：2022 年 10 月第 1 次印刷
书　　　号：ISBN978-7-5551-1820-6
定　　　价：58.00 元

《偏瘫中医运动疗法》编委会

主　编：李昌柳　胡才友　黄东挺

副主编：黄大海　董　奎　刘华春　梁元恒　方增焜

编委（按姓氏笔画排序）：

王　越　王　毅　邝一山　李　冬　李琎涛　吴信宇　吴潇潇

宋文霞　冷　波　张　月　陈　锐　陈月静　林绍伟　罗贤彪

姚　涛　秦　莉　秦宗娟　黄　生　龚　丽　梁冬琳　覃香妹

温　娴　腾明辉

图片拍摄（按姓氏笔画排序）：

邝一山　李　冬　吴信宇　吴潇潇　张　月　陈月静　林绍伟

秦宗娟　梁冬琳　覃香妹

前　言

我国中医传统文化源远流长，有很多医学理论与实践早在《黄帝内经》已经达到对人体科学且深入的探索，很多现代理论是基于《黄帝内经》对人体科学的论述中发展建立起来的，如现代畅销类医学著作《解剖列车》的作者 Thomas W. Myers 指出，他的创作灵感很大程度上来源于中医的经络学说。在意大利筋膜手法（FM）的研究当中，通过人体结构解剖证明了其应力点（CC、CF点）有80%以上与中医经络的腧穴位置重叠，特别是在手太阴肺经上的腧穴是基本重合的。

偏瘫又称偏枯或半身不遂，多见于脑卒中之后，亦可见于其他脑部疾患之后，相当于现代医学的中风后遗症、颅脑损伤后遗症等。其特点是一侧肢体瘫痪、肌张力及运动模式异常，康复治疗效果缓慢而漫长。

对康复治疗效果和康复技术创新的追求是康复工作者的永恒目标，而康复治疗技术的研究和发展往往是提高康复治疗效果的关键。因此，为了更好地帮助偏瘫患者改善异常模式、快速康复、缩短治疗时间，本书编者创作组通过广西南宁市青秀区科学技术局课题任务（2012S05）、广西壮族自治区卫生厅中医药科技专项课题任务（GZPT1246、GZPT13-44）、广西科学技术厅重大攻关课题任务（科桂攻 14124003-6），依托广西江滨医院广西壮族自治区中医药管理局广西中医药重点学科中医养生康复学学科平台（GZXK-Z-20-31），根据《2021 年中央补助广西中西医结合临床试点项目建设实施方案》开展了中医运动疗法一系列的深耕研究，通过收集、整理、集成、临床验证等实践工作与总结，最终编写出《偏瘫中医运动疗法》一书。全书共五章，第一章是偏瘫概述，第二章论述中医运动疗法，第三章介绍中医康复运动的理论基础，第四章介绍中医常见的运动疗法，第五章介绍偏瘫的中医运动疗法。

本书可供中医学、康复医学人员参考使用，可作为其临床工作和学习的工具书及辅助参考资料。

本书的编写和出版得到了全体编写人员的大力支持和出版社编审人员的倾心指导，是大家齐心协力、求真务实的共同结果。在此对给予本书关心、支持和帮助的所有人员致以衷心的感谢！需要说明的是，尽管所有人员竭尽全力、精益求精，但由于编者的专业水平有限，书中难免存在一些问题和不足，敬请广大读者多提宝贵意见和建议，以便以后修订和提高。

目 录

第一章 偏瘫

第二章 中医运动疗法

第三章　中医康复运动的理论基础

第四章　中医常见的运动疗法

第五章　偏瘫的中医运动疗法

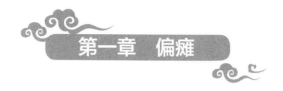

第一章 偏瘫

第一节 偏瘫概述

一、概念

偏瘫又称偏枯或半身不遂，是指以半侧肢体肌肉萎缩、软弱无力、不能随意运动为主的一种临床病证，且多伴有口眼歪斜、语言不利等，多见于脑卒中之后，亦可见于其他脑部疾患之后。相当于现代医学的中风后遗症。临床上其他脑与脊髓疾患（如肿瘤、脑炎、外伤等）遗留有类似症状而出现偏瘫、截瘫或肢瘫时，可参考治疗。

二、病因病机

1. 积损正衰

年老体弱或久病气血亏损、元气耗伤、脑脉失养。气虚则血运无力，血流不畅，致脑脉瘀滞不通；阴血亏虚则阴不制阳，内风动越，携痰浊、瘀血上扰清窍，突发本病。

2. 劳倦内伤

"阳气者，烦劳则张"。烦劳过度，易使阳气升张，引动风阳，内风旋动，则气火俱浮，或兼挟痰浊、瘀血上壅清窍脉络。因肝阳暴张、血气骤然上涌而中风者，病情多重。

3. 脾失健运，痰浊内生

过食肥甘醇酒，致使脾胃受伤，脾失运化，痰浊内生，郁久化热，痰热互结，壅滞经脉，上蒙清窍；或素体肝旺，气机郁结，克伐脾土，痰浊内生；或肝郁化火，灼津成痰，痰郁互结，挟风阳之邪，窜扰经脉，发为本病。即《丹溪心法·中风》所说的"湿土生痰，痰生热，热生风也"。

4. 五志所伤，情志过极

七情失调，肝失条达，气机郁滞，血行不畅，瘀结脑脉；暴怒伤肝，则肝阳暴张，或心火暴盛，风火相煽，血随气逆，上冲犯脑。凡此种种，均易引起气血逆乱，上扰脑窍而发为中风。尤以暴怒引发本病者最为多见。

三、临床表现

（一）中医学认识

以半侧肢体肌肉萎缩、软弱无力，不能随意运动为主。多伴有口眼歪斜、语言不利或二便失禁，有时可伴有肢体麻木、疼痛或肿胀。以有无神志昏迷分为中经络与中脏腑两大类型。

1. 中经络

中络系偏身或一侧手足麻木，或兼有一侧肢体力弱，或兼有口眼歪斜者；中经则以半身不遂、口眼歪斜、舌强语謇或不语及偏身麻木为主症。中络、中经合称中经络，为无神志昏迷者。

2. 中脏腑

中腑是以半身不遂、口眼歪斜、舌强语謇或不语、偏身麻木、神志恍惚或迷茫为主症；中脏则必有神昏或昏愦，并见半身不遂、口眼歪斜、舌强语謇或不语等。中腑、中脏合称中脏腑。

3. 后遗症

一侧上、下肢瘫痪无力，肌肤不仁，口眼歪斜，时流口水，面色萎黄，舌强语謇。若治疗不及时，则肢体逐渐痉挛僵硬，拘急不张，久之产生肢体失用性强直、挛缩，导致肢体畸形和功能丧失等。

（二）西医学认识

脑卒中的运动功能障碍由椎体系统受损引起，多表现为一侧肢体不同程度瘫痪或无力，即偏瘫。可分为 3 个时期：弛缓期、痉挛期和恢复期。

1. 弛缓期

弛缓期又称初期或软瘫期，表现为瘫痪侧肢体肌张力低下，反射减低或消失，无自主运动。持续时间一般为 2 周，重症者可达 4 周，相当于偏瘫运动功能评价（Brunnstrom）1～2 期。

2. 痉挛期

此期瘫痪侧肢体肌张力增大，甚至痉挛，反射亢进，出现异常的姿势反射和运动模式。常见的痉挛模式以上肢屈肌亢进和下肢伸肌亢进为特点。常见的异常姿势反射和运动模式如下。

（1）联合反应。指患者用力使身体的一部分肌肉收缩时，可诱发其他部位的肌肉收缩。对偏瘫患者而言，即使患侧完全不能产生随意运动，但当健侧肌肉用力收缩时，其影响亦可波及对侧而引起患侧肌肉收缩。这种反应是与随意运动不同的姿势反射，表现为肌肉活动失去自主控制。它是伴随痉挛的出现而出现的，并且痉挛的程度越高，联合反应就越强、越持久，而在弛缓期则不存在联合反应。

（2）共同运动。指偏瘫患者期望完成某项患肢活动时引发的一种随意活动。其运动模式是定型的，表现为在同一时间点、以同样的努力试图进行某项活动时，参与活动的肌肉及肌肉反应的强度均是相同的、不能选择的。也就是说，从由意志诱发这点来看，其是随意的；但从运动模式不能随意改变这点来看，其又是不随意的。因此，共同运动亦可称为半随意运动。例如在同一时间点，偏瘫患者欲抬上臂或欲用手触摸嘴时，均会出现屈肌共同运动模式（包括肩胛骨上提、后缩，肩关节外展、外旋，肘关节屈曲，前臂旋后，腕关节屈曲，拇指屈曲内收，指关节屈曲等）中相同的某一关节运动或几个关节运动的组合。共同运动是脊髓水平的原始粗大运动，是脊髓中支配屈肌的神经元和支配伸肌的神经元之间的交互抑制关系失衡的表现。

（3）紧张性反射。主要包括紧张性迷路反射、紧张性颈反射、紧张性腰反射等。这些反射在人体发育过程中建立并不断完善，以维持身体的整体平衡和局部平衡。在正常人的生活中，这些反射时时处处都在发挥着作用，但因其是自动地、协调地相互整合，一般不为人们所察觉。在病理情况下，这些反射就会以夸张的形式出现从而使人们注意到其存在。

①紧张性迷路反射。由头在空间的位置改变而触发。正常情况下，仰卧位时全身伸肌张力增大，头后仰，脊柱伸展，肩关节回缩，四肢伸展，呈现出完全的伸展模式；而在俯卧位时则表现为全身屈肌张力增加，此时若患者有严重的伸肌痉挛，可能只表现为伸肌张力的降低。由于该反射是由头在空间的相对位置所触发的，因此不同体位对偏瘫患者的影响不同。

A.患者仰卧位时，伸肌痉挛加重，下肢尤为显著，肩胛骨前伸更困难。在急性期，若持续采用仰卧位护理患者，患者伸肌痉挛就会加重，尤以下肢和肩胛骨为甚，故应尽量避免采取仰卧位。患者翻身时总是先抬头、伸颈，伸肌张力会有所增加，进而妨碍翻身动作的进行。相反，如果患者翻身时屈颈，也会因整个身体屈曲，肌张力增大而妨碍运动的进行。

B.长期乘坐轮椅的患者，大多头和躯干处于屈曲状态。患者抬头看物时，常会由于下肢伸肌张力增高，髋关节伸展，不能平稳地坐在椅子上而滑下来。

C.站位时，患者努力伸颈才能保持下肢伸展，躯体直立。这种姿势使膝关节屈曲困难，表现为踝关节不能背屈而影响行走摆动相始动。

D.伸肘时，当患者抬手臂试图伸展肘关节时，由于头向后仰，伸肌模式加强，因此运动更加费力、笨拙。

②对称性紧张性颈反射。是由颈部关节和肌肉受到牵拉所引起的本体感受性反射。该反射和紧张性迷路反射一起奠定了婴儿正常发育中爬行位的基础。在成人阶段，这些反射互相作用以维持身体的平衡和头部的正常位置，具体表现为当颈部伸展时，上肢伸肌张力和下肢屈肌张力增加；当颈部屈曲时，上肢屈肌张力增加，下肢伸肌张力增加。在偏瘫时，对这个反射的影响有：

A.若患者经常处在半卧位，则头和躯干屈曲，患腿屈肌张力增加，患臂伸肌张力增加；若使患者坐到轮椅上，也会出现同样的痉挛模式，这是一种非常错误的体位，偏瘫患者应尽量避免采取半卧位。

B.当患者从卧位向坐位转换时必须抬头，此时髋关节伸肌张力就会增高，使得该活动难以进行。

C.颈部屈曲的患者，步行时眼睛盯视地面，使腿部伸肌张力增高。在站位相时，膝关节过伸，足跖屈，髋关节后突。进入摆动相时，患者伸肌不能放松，髋、膝关节无法屈曲，因而不能形成正常的步态，导致行走困难。用这种姿势步行还会使手臂更加屈曲。

D.当患者进行由床到椅的转移运动时，其头抬起，颈伸展，又使上肢伸展，下肢屈曲，下肢不能负重，可导致患者跌倒。

E.当患者从地板上站起时，需先取跪位。此时若抬头，患腿就会屈曲，而不能支撑起身体。

③非对称性紧张性颈反射。由颈部关节和肌肉的本体感受器受到刺激所引起，可影响肢体的肌张力和姿势。表现为当头向一侧旋转时，面向侧肢体伸肌张力增加，而另一侧肢体屈肌张力增加。在正常情况下，该反射是伸手抓物时视觉固定的基础，也是正常翻身的必要条件。偏瘫患者由于高级中枢受到破坏，这些紧张性反射就释放出来，表现为：

A.在卧位和坐位时，若头转向患侧，则患侧肢体变得更加僵硬、伸直；当把头转向健侧时，则患臂屈曲加重。这种情况如发生在严重痉挛的病例中，表现会更加突出。

B.当患者欲伸展患臂时，头就会向患侧强烈旋转以加强肘关节的伸展，如果不转动头部，上肢就难以伸展。一般情况下，偏瘫患者患臂以屈肌痉挛为主。由于非对称性紧张性颈反射的作用，当头向患侧旋转时，患手触头或面部会更加困难，甚至完全做不到。康复护理人员帮助患者完成这个动作时，会感到阻力很大。

C.下肢伸肌张力增高的患者，当其站立时，如头向患侧旋转，会强化下肢过高的肌张力，并妨碍正常的平衡反应。

（4）其他异常反射。

①阳性支撑反射。是脚掌或脚趾的皮肤外感受器（压觉）及脚趾受压后足部骨间肌受到牵拉，本体感受器受到刺激时机体所产生的反应，即突然压迫足底的刺激可引起肢体所有伸肌紧张，同时拮抗肌收缩以稳定各关节便于负重。因此，阳性支撑反射以屈肌和伸肌的同时收缩为其特征。在这个反应中，拮抗肌的功能集群完全不同于原来运动的功能集群，拮抗肌不但不放松反而收缩，结果共同性收缩导致了关节固定。在正常发育中，该反射是婴儿站立和行走的前提。正常支撑反应允许有一定活动度的中等程度共同收缩以维持平衡。行走或上下楼梯时，髋关节、膝关节都可呈现出一定程度的共同性收缩。偏瘫患者因该反射从较高级中枢的控制下释放出来，而表现出一系列过度的、不适宜的收缩动作。

A.偏瘫患者行走时，患足足趾先着地，该反射即刻发挥作用，整个肢体的伸肌张力增加，呈完全的伸肌模式，下肢僵硬如柱，膝关节过伸。负重时，足跟不能着地；行走时，髋关节、膝关节不能放松、屈曲进入摆动相；在站位相开始时，由于足跖屈曲，不能将重心转移到患腿。

B.在进行康复治疗时，治疗人员往往握住患者脚趾进行被动运动以促使患侧踝关节背屈，而这实际上增加了跖屈肌的张力，致使最终无法达到预期目的。

②对侧性伸肌反射。是受高级中枢整合调节的脊髓反射。正常人一条腿屈曲时就会引起另一条腿伸肌张力增加。在正常发育过程中，这种反射的存在是婴儿爬行和行走的前提。在偏瘫时可以看到该反射的影响：

A.当患者从坐位站起时，由于患腿负重差，体重主要落在健腿上，健腿主动伸展，患腿则反射性地屈曲，不利于患腿负重和站位平衡。

B.患者在运动练习时，可以用患腿独立站立，甚至在负重的情况下可以主动屈伸膝关节。而在行走时，健腿屈曲向前跨出，患腿则呈完全的伸肌模式，使身体维持平衡困难，继之患腿迈出时僵硬而费力。

③抓握反射。是对手掌面或手指掌侧的触觉刺激和本体感受性刺激而引起的一种病理反应，表现为手指屈曲内收。正常情况下，只在婴儿出生时可见到该反射，当可随意抓握时逐渐消失。偏瘫时该反射从高级中枢的整合作用中释放出来，具体表现为：

A.在患者手中放置任何物品都会增加腕、指屈肌群的张力，同时引起肘关节屈曲，出现屈肌共同运动。以往的做法是试图在患者手中放一个纱布卷或硬夹板来减轻手指屈肌痉挛和挛缩，这实际上是通过诱发抓握反射增加屈肌的痉挛。物品越硬，抓握反射越强。

B.对于手功能部分恢复的患者，开始功能训练时若以捏橡皮球或橡皮圈为主，同样可刺激屈肌张力增加。

C. 患者进行上肢功能训练时，总是试图用健手握住患手进行伸臂练习。此时若健手触碰患手掌面，也可刺激抓握反射的复现，使手指屈曲、内收，妨碍运动。因此，应正确掌握双手交叉伸臂训练的方法。

D. 手指能主动伸展的患者，遇到物体时可以产生抓握反射使物体不致脱落，但欲使手指放松放开物体，则可能有困难，这并不是手指伸肌张力降低所致，而是一种抓握反射的表现。

④阴性支撑反射。较少见，与阳性支撑反射相反，表现为足底的感觉刺激引起下肢伸肌弛缓、足离地，严重影响患者站立和步行，可见于大脑中动脉起始部、主干闭塞引起的广泛性脑损害、重度瘫痪。

（5）异常肌张力。常见于脑损伤后最初的 1～2 周内，即脊髓休克期（弛缓期）。一般而言，大量脑出血患者弛缓期较长。张力过高是指被动活动时感到的阻力增加。张力增高可影响运动速度和流畅性，甚至使运动难以产生。肌群之间肌张力不同可产生异常姿势。上运动神经元损伤患者的患侧诸肌均伴有不同程度的肌张力增加（痉挛）。痉挛的程度受很多因素的影响，因而常呈一定的波动性。影响痉挛程度的因素有头部躯体姿势、体位、情绪（精神紧张）、用力程度、疲劳、疼痛不适、膀胱充盈、褥疮、安定等药物、温度、生理状况等。

（6）痉挛模式与特定姿势。

①典型的痉挛模式。痉挛是上运动神经元损伤的特征之一，中风偏瘫患者的患侧诸肌均有不同程度的痉挛，因此患者的姿势和运动都是僵硬而典型的。上肢表现为典型的屈肌模式或称屈肌优势，下肢表现为典型的伸肌模式或称伸肌优势，其中下肢长期处于屈曲位的患者可表现为屈肌模式。充分了解偏瘫患者的典型痉挛模式，对患者的评价和治疗是非常重要的。

②被动摆放时的特定姿势。若将正常人的肢体摆放于某一位置，该肢体会不知不觉地立即做出反应，调节肌张力，活跃有关肌群，达到并保持要求的位置。护理人员会觉得摆放该肢体很容易，活动流畅、稳定、准确。而对于偏瘫患者，由于其患侧失去了正常的肌张力与肌群的选择性运动，当护理人员活动其患侧的任何一部分时，患者都会有沉重的感觉，活动笨拙，达到并保持要求的位置困难，并伴有一些不需要的活动或姿势。如果患者有一定的自主运动，则非常费力地以粗大的共同运动模式保持该姿势或体位。

③主动活动时的特定姿势。指在被动摆放位置时患者所表现出的特定姿势，在其主动活动时仍可见到。当患者试图抬起患臂前伸时，需屈肩、伸肘、伸指。但由于选择性运动未能导出或导出不完善，在肩关节屈曲的同时，肩带上提、后缩，肘关节不

能伸展甚至屈曲加重，手指也呈屈曲内收状，表现为屈肌共同运动模式。在行走时，患者在摆动相不能选择性屈伸膝关节，而无法顺利地迈步。在摆动相开始时，患腿髋关节屈曲，由于伸肌共同运动模式明显，膝关节不能屈曲，足跖屈内翻，或由于屈肌共同运动模式未打破，膝关节屈曲，足内翻；在摆动相结束时，膝关节需伸展，此时又诱发了伸肌共同运动模式，患足跖屈，使足跟不能着地，患腿在站立相时不能负重。

3. 恢复期

此期肢体肌力逐渐增加，多数肌肉活动为选择性的，能自主活动，不受肢体共同运动影响，肢体肌肉痉挛消失，分离运动平稳，协调性良好，但速度较慢。

四、处理原则

运动功能障碍的康复应尽早介入，根据患者的实际情况制订相应的计划，并循序渐进地进行，应与知觉障碍、语言障碍、认知障碍及精神行为障碍的康复同时进行。

1. 弛缓期

脑卒中发病的最初几天应以抢救和治疗为主，当患者生命体征稳定后，即应介入早期康复治疗。一旦病情稳定就应进入床上运动训练阶段，按照人体运动发育的规律，由简到繁、由易到难进行训练。此期康复治疗的原则是防治并发症，如压疮、感染、肩手综合征、失用综合征、误用综合征等。主要措施包括保持正确的体位，进行正确的体位变换、关节被动运动等。

2. 痉挛期

痉挛期通常在弛缓期 2 ～ 3 周后开始，此期治疗重点应放在抗痉挛处理上，康复治疗主要是抑制痉挛和异常运动模式，诱发分离运动，促进正常运动模式的形成，同时改善和提升偏瘫肢体的运动功能，提高患者日常生活能力。

3. 恢复期

绝大多数患者发病后 6 个月左右神经功能已恢复至最高水平且不再进一步改善，但其言语和认知功能在发病后 1 ～ 2 年内还会有不同程度的恢复。此期的康复目标是依靠补偿、代偿、替代等方法来减轻发病造成的后果，争取获得最大限度的日常生活自理能力。

第二节　偏瘫常见的肢体并发障碍

一、痉挛

痉挛是上运动神经元损伤后临床上常见的一种异常现象，其特征是肌肉牵张反射亢进，即对肌肉牵张的速度越快，肌张力越大，并伴有腱反射亢进。在临床上，痉挛表现为肌张力异常增加，导致患者运动功能障碍，形成异常运动模式，使患者无法主动、随意地完成运动，且动作缺乏协调性，保护性反应动作缺失，最终影响患者日常生活动作的完成，降低其生活质量。

1. 临床表现及其特征

痉挛的程度、部位、发生频率和状态与其疾病本身是密不可分的。在临床上，通常把痉挛分为脑源性痉挛和脊髓源性痉挛。

（1）脑源性痉挛多数是由于病变损害脑皮质、基底节、脑干部及其下行运动路径的任何部位，一般在发病后 3～4 周出现，临床多表现为受累瘫痪部位肌张力增加或呈痉挛状态。病因包括脑外伤、中风、脑瘫、缺氧性脑病和脑代谢性疾病等。脑源性痉挛的主要特点为单突触传导通路的兴奋性增强、反射活动快速建立和抗重力肌倾向过度兴奋并形成典型的异常模式（如偏瘫体态）。

在临床上，脑源性疾病所引起的痉挛主要表现为受累部位肌张力持续增加。在临床运动疗法实施中，利用缓慢、反复牵拉痉挛肌群的治疗技巧可缓解肌肉痉挛，但维持时间较短，当患者尝试任何主动运动时，痉挛就会再次出现。以偏瘫患者为例，痉挛的临床表现多为头、颈部向患侧屈曲，面向健侧；躯干患侧肌紧张且向患侧屈曲，并向后方旋转；上肢呈屈曲内收位；下肢呈固定伸展位。痉挛的状态严重影响患者主动运动的能力，使得肢体的协调性、精细活动、平衡的维持及其他日常活动动作的完成变得更加困难。

（2）脊髓源性痉挛是由于脊髓受到损伤，上运动神经元和与之形成突触的中间神经元以及下运动神经元受累，一般在发病 4～6 个月出现，时间上较晚于脑源性痉挛。临床上多表现为肌张力增加、深反射与病理性反射亢进、阵发性痉挛和肌强直等。病因多为脊髓外伤、多发性硬化、脊髓缺血、变性脊髓病、颈椎病、腰椎病和横断性脊髓炎等。

脊髓源性痉挛的临床表现也因其损伤部位的不同存在差异。如颈、胸和腰段的脊髓完全损伤可阻断全部上运动神经元下行的指令，使得身体受累部位出现整体或局部痉挛；骶段的完全脊髓损伤，由于伤及下运动神经元，临床上多表现为身体受累部位呈弛缓状态。脊髓源性痉挛的特点有节段性的多突触通路抑制消失，兴奋状态由于外界刺激与兴奋阈值的叠加而缓慢地、渐进地提高，一个节段传入的冲动可引起相邻多个节段产生反应，身体受累部位屈肌和伸肌的兴奋度过高等。

2. 痉挛对运动功能的影响

痉挛是上运动神经元损伤后的一种病理性临床表现，它与肌力减退及各种主动运动功能的控制和协调能力的降低或丧失等有关，总称为上运动神经元综合征。痉挛对人体运动功能的影响既有有利方面，也有不利方面。有利方面体现在痉挛可以相对保持受累肌群的肌肉，减缓肌肉萎缩的程度；由于痉挛的肌群处于强收缩状态，它可以充当静脉肌肉泵的作用，利于瘫痪肢体水肿的缓解，防止发生压疮，并降低深静脉血栓发生概率；对于下肢存在一定程度痉挛的患者而言，也可借助痉挛帮助其锁住关节，进行站立和行走等。不利方面体现在如果痉挛程度较严重，受累肢体始终处于僵硬的、病理性的运动状态，在日常生活活动中，不但不能主动地完成有目的的动作、维持与之相应的平衡，有时甚至会造成受累部位关节出现挛缩、病理性骨折或异位骨化等现象；腹部痉挛还会造成呼吸困难和二便障碍。

（1）痉挛导致关节挛缩。痉挛导致的关节挛缩一般分为两类，即失用麻痹、肢体无法活动所造成的挛缩和由于肌肉张力、肌力不均衡或异常而导致的进行性挛缩。挛缩的发生机制：中枢神经损伤后，一方面由于身体受累部位处于麻痹或异常状态，无法自主进行活动，使得存在于关节囊、韧带、肌肉结缔组织层和皮下组织等部位的疏松结缔组织发生短缩，形成致密结缔组织，失去了原有的弹性和伸展性，最终导致关节的挛缩；另一方面受累肢体长期不活动，导致局部循环障碍，出现水肿，再加上日常护理或康复训练方法不当，过度牵拉了关节周围组织，导致关节局部小出血、细胞浸润等，造成受累部位关节的挛缩。

（2）痉挛导致异常运动模式。痉挛导致的异常运动模式包括静态和动态两种类型。静态异常运动模式主要表现为软组织自身张力过高，即受累皮肤、肌肉、肌腱、关节囊、韧带、血管和神经等组织的弹力、塑形性和黏滞力等过高，使关节偏离正常的力线位置，关节活动范围相应减少，运动轨迹偏移，产生运动异常。静态异常运动模式严重时会引起关节挛缩而形成畸形，如痉挛型脑瘫患儿的马蹄足内翻畸形现象等。

（3）痉挛导致协调运动与平衡能力低下。协调运动是指人体多个肌群或部位依据神经系统的指令，肌群间进行相互协调的收缩与放松，使身体各部位按照一定的程序，有目的、准确、可控地完成某一活动或行为。而人体平衡能力的维持则有赖于感觉的输入（视觉、躯体感觉和前庭系统）、中枢的整合和运动的控制。当中枢神经系统损伤时，无论是身体各种感觉的输入，还是中枢神经系统的控制、调配与正确运动指令的输出等，都会出现不同程度的障碍，从而导致患者协调与平衡能力降低。另外，患者受累肢体或部位肌张力的异常增高，使其无论是在静态还是在动态的活动中，身体均处于异常的运动模式，这种异常模式又加剧了异常的感觉信息向中枢神经系统的输入，使得中枢输出了更加异常的运动指令。因此，在这种恶性循环下，患者不但无法完成肢体的粗大运动，更加无法完成精细动作。当身体平衡受到外力破坏时，也不能快速、准确地做出相应的保护性动作。

（4）痉挛导致日常生活活动能力低下。日常生活活动是指人体为了独立生活而每天必须反复进行的、最基本的、具有共同性的身体动作群，即进行衣、食、住、行、个人卫生等的基本动作和技巧。这类动作的完成有赖于人体感觉向中枢输入信息的正常，肢体活动能力的正常，身体各部具有自如地、协调地活动能力和当人体完成某一动作时身体同时可维持相应的平衡能力等。痉挛患者在感觉、运动、协调、平衡功能等方面都存在着不同程度的障碍，因此也相应地、大幅度地降低了其日常生活活动能力。

（5）痉挛阻碍正常的运动发育进程。运动发育是人在出生后第一年里最主要的发育内容，其发育的进程具有一定的规律性，即随着年龄的增长在不同阶段会出现不同的运动行为。但是，如果中枢神经系统（特别是脑部）在未发育成熟时受到损伤，将会引起中枢性神经瘫痪和动作姿势异常，同时还会伴有不同程度的智力障碍、语言障碍、癫痫及视觉、听觉、行为和感知异常等多种障碍。痉挛作为运动障碍中一种常见的临床表现（例如脑瘫），不但使人体运动模式异常、运动控制能力低下、动作的协调能力和平衡能力低下，还使本应该正常发育的运动功能发育迟缓或停止，严重时可导致不可逆的肌腱挛缩、骨发育不良和关节畸形等。

3. 预防与康复

（1）预防。相关研究提示，中风后的早期干预可以减缓肌肉萎缩、关节挛缩变形，提高脑血管的适应性，增强突触的可塑性等。预防性干预可以采取的措施主要有消除诱发因素、抗痉挛体位的摆放以及在急性期介入适当康复治疗。

（2）康复治疗。康复治疗的目的是尽量减轻肢体痉挛对患者产生的不利影响及预防并发症的发生。痉挛的表现在不同患者之间差异很大，带来的问题也是多方面的。痉挛的处理必须是在综合评定的基础上，制订个性化、综合的治疗和护理方案，包括预防伤害性刺激、早期的抗痉挛体位摆放、运动疗法、理疗、药物疗法、矫形器的使用、手术等，继续维持和改善关节活动范围；缓解肌张力、抑制异常运动模式、促进正常运动发展；提高基本动作能力和日常生活活动能力等。

二、肩关节半脱位

肩关节半脱位又称不整齐肩，是中风患者最常见的并发症之一。近年来，有研究报道中风患者肩关节半脱位发生率为17%～81%，且超过20%的患者伴有肩痛、肩手综合征、失用肩等并发症，可合并臂丛神经损伤。因此，做好中风早期肩关节半脱位预防、康复治疗及护理对降低脑卒中致残率、提高患者的生活质量具有重要意义。

（一）发生原因

肩关节是全身关节中活动范围最大、最灵活的关节。参与肩关节运动的关节包括盂肱关节、肩锁关节、胸锁关节及肩胸（肩胛骨与胸壁形成）关节，但以盂肱关节的活动最为重要。盂肱关节由肩胛骨的关节盂和肱骨头构成，关节盂浅而肱骨头大，关节囊和韧带薄弱松弛，使肩关节的稳定性下降。丧失的稳定性由周围肌组织、关节囊及韧带部分给予补偿，主要包括肩胛下肌、冈上肌、冈下肌、小圆肌、三角肌、肱三头肌、盂肱韧带、喙肱韧带等。此外，在肩胛骨处于正常位置的情况下，关节盂向上倾斜，在预防肩关节向下脱位中起着重要的作用，因为肱骨头需要向侧方移动才能向下移动。当上肢处于内收位时，关节囊上部和喙肱韧带紧张，被动地防止了肱骨头向侧方移动而向下方脱位，这称为肩关节的绞索机制。

中风偏瘫患者肩关节半脱位的原因尚不十分清楚，目前主要考虑如下方面：第一，以冈上肌、三角肌后部为主的肩关节周围肌肉功能下降。由于肩关节周围的肌群瘫痪、肌张力低下，在上肢自身重量的牵拉下导致了肩关节半脱位。第二，肩关节囊及韧带的松弛、破坏及长期牵拉所致的延长。第三，肩胛骨周围肌肉的瘫痪、痉挛及脊柱直立肌的影响使患侧上肢悬垂于体侧，失去了肩关节的绞索机制。

（二）临床表现

肩关节半脱位普遍发生于中风的早期弛缓期。肩关节半脱位本身并无疼痛，多于病后几周，患者开始采用坐位时患侧上肢在体侧悬垂时间过久才会出现牵拉不适感或疼痛，当上肢被动上举或有所支撑时，上述症状可减轻或消失。随着时间的延长可出现较剧烈的肩痛。

肩部三角肌塌陷、关节囊松弛、肱骨头向下前移位，呈轻度方肩畸形。肩胛骨下移，关节盂向下倾斜，成为"翼状"肩胛骨。关节盂处空虚，肩峰与肱骨头之间可触到明显的凹陷，可容纳1/2～1横指。

随着肌张力的增高和运动功能的提高，上述体征可逐渐减轻甚或消失，多数患者仅在托起上肢或精神紧张、活动、用力时出现。患者采用坐位时，上肢无支撑而下悬垂于体侧时仍呈明显的半脱位表现。

早期被动活动肩胛骨及肩关节时可感到无明显的阻力，出现痉挛后，被动运动可感到阻力增加，部分患者出现肩痛和肩关节活动受限。因失去了肌肉的保护，若处理不当可因过度牵拉损伤臂丛神经而出现相应的表现。部分患者可见脊柱侧弯。

（三）预防与康复

1. 预防

一旦出现肩关节半脱位则多难以恢复，故早期加以保护、进行预防是必要的。在治疗和护理过程中，应注意保护肩关节，防止周围软组织损伤、破坏。预防肩关节半脱位应当从保护关节囊、纠正肩胛骨位置和促进肩部肌肉力量恢复等三个方面入手。

（1）体位摆放。在卧床期间按照健肢位进行摆放；坐位时采取正确坐位，即应把患侧上肢放在面前的桌子上或轮椅扶手上的支撑台上；床边坐位时，也要有所支撑或采取 Bobath 握手支撑；避免牵拉患侧上肢。目前对于肩吊带支撑尚存在争议。

（2）促进肩部肌肉力量恢复。肩部的肌肉是维持肩关节稳定性的关键结构。因此，在康复中应采用包括主动活动和被动活动在内的一切措施促进肌肉力量的恢复。进行活动时要注意活动的范围和程度要适当，过度活动只会对肩关节造成进一步损伤，起到适得其反的作用。

2. 康复治疗

（1）纠正肩胛骨的位置。关键是抑制使肩胛骨内收、后缩和向下旋转的肌肉的张力。通过手法纠正肩胛骨的位置，使肩胛骨充分前屈、外展、上抬并向上旋转，坐位时患侧上肢伸展持重，卧位时向患侧滚动可降低肩关节周围肌肉的张力。

（2）刺激肩关节周围起稳定作用的肌肉。对三角肌、冈上肌进行按摩、拍打、功能性电刺激等，增加肩关节周围起稳定作用的肌肉的张力。

（3）维持无痛性全关节被动活动范围。进行关节被动运动和自助被动运动，防止出现肩痛和关节挛缩。在治疗中应注意避免牵拉损伤，以免引起肩痛和肩关节半脱位。

三、肩手综合征

肩手综合征又称反射性交感神经营养不良或复杂性局部疼痛综合征Ⅰ型，是指由中风等疾病引起的肩关节疼痛、手指疼痛水肿及关节活动受限的一种综合征。肩手综合征是中风后常见并发症之一，严重影响瘫痪上肢功能的恢复，若不及时治疗，可引起肌肉萎缩、关节挛缩变形、手功能完全丧失，最终导致永久性残疾。

（一）发生原因与机制

1. 交感神经功能紊乱

交感神经支配血管运动系统和皮肤腺体，当受到脑部发生病变、局部疼痛、皮肤病变等内外因素的刺激或影响时会出现血管运动系统和皮肤腺体功能紊乱。脑血管病急性发作致运动前区的皮质和皮质下结构或传导束受损，血管运动神经麻痹，引发患肢的交感神经兴奋性增高及血管痉挛反应，末梢血流增加，产生局部组织营养障碍，加上神经轴索变性等因素，从而出现肩手和手腕水肿、疼痛，而疼痛刺激又进一步经末梢感觉神经传至脊髓，引发脊髓中间神经的异常兴奋，形成血管运动性异常的恶性循环。

2. 腕关节持续屈曲受压

患者卧床或坐在轮椅上时，手长时间放在体侧且腕关节处于被动屈曲位，拮抗肌的张力低下使上肢的重量压在腕关节上，加重了腕关节的被动屈曲。同时，患者偏瘫侧肩胛骨后缩、下垂及患侧上肢内收、内旋的肌张力又进一步加重了腕部的压力。尤其是当患者坐在轮椅上身体倾向患侧时，这种作用更加明显。临床观察表明，腕关节持续屈曲受压阻碍患手的静脉血回流是偏瘫后引起肩手综合征最常见的原因。

3. 过度牵拉手关节

对手关节的过度牵拉可能引发炎症反应，引起水肿和疼痛。手关节的活动范围因人而异，过度活动患者的患手，可能造成患者关节及其周围组织的损伤，如超出生理范围的腕背伸或作业活动时忽略腕关节的被动背屈等。

4. 输液时液体渗入手部组织内

患侧手的多次输液可能使液体渗漏，从而发生水肿。

5. 手的意外小损伤

如患侧摔倒导致患手损伤或因患手感觉障碍致被烫伤、刺伤等，都可导致手水肿。

6. 其他

肩痛还可能与局部炎症损伤、关节挛缩等有关。此外，心理因素、瘫痪程度、年龄也可能与肩手综合征的发生有关。

（二）临床表现

肩手综合征常突然发生，临床表现包括节段性疼痛、水肿、血管运动障碍、关节活动度受限、活动后症状及体征加重等。临床表现常分为三期。

1. 第Ⅰ期（早期）

（1）患手肿胀。患者的手突然出现肿胀。水肿以手的背部最显著，皮肤皱褶消失，特别是指节及近端和远端的指间关节，止于腕关节。手的颜色呈粉红色或淡紫色，尤其是患臂悬垂于体侧时更明显。患手皮肤温度比健手高，有时潮湿。患手指甲颜色比健手白或更不透明。

（2）关节活动明显受限。

①因腕部疼痛而不能被动后旋，背伸受限。当试图增加被动活动范围时，可感到手背面疼痛。在治疗中，当患侧上肢伸展、手平放在治疗床上持重时，也可诱发疼痛。

②掌指关节屈曲明显受限，看不到掌指关节处的骨突起，多有明显压痛。

③手指外展严重受限，健手手指不能插入患手手指之间，以致患者双手交叉相握困难。

④近端指间关节僵硬膨胀，无法屈曲和伸展，若被动屈伸则可诱发疼痛。

⑤远端指间关节伸展，不能或几乎不能屈曲。这些关节已经固定于轻度屈曲位，任何被动屈伸均会引起疼痛。

（3）疼痛。被动运动易引起剧烈的疼痛为本综合征的一大特点。

（4）X线检查。多见手、肩的骨质改变（局部脱钙）。

此期可持续数周至6个月，而后治愈或转入第Ⅱ期。

2. 第Ⅱ期（后期）

疼痛加重，不能忍受任何对手和手指的压力；手指关节活动受限越来越明显。皮肤温度降低，手部小肌肉明显萎缩，手掌筋膜肥厚。在腕骨背侧之间及与掌骨连接区出现坚硬的明显隆凸。X线检查可以发现典型的骨质疏松病变。

此期持续3～6个月，若不进行适当治疗则转入第Ⅲ期。

3. 第Ⅲ期（后遗症期）

手指完全挛缩形成一种典型的畸形，水肿和疼痛完全消失，但患手关节的活动性则永久性地丧失；腕关节掌屈并向尺侧偏屈，背屈受限；腕骨背侧隆突较硬且更明显；前臂后旋严重受限；手掌扁平，大小鱼际肌肉明显萎缩；掌指关节不能屈曲，可轻微外展；拇指和食指之间的指蹼缩短并失去弹性；近端和远端指间关节固定于轻度屈曲位，不能进一步屈曲。X线片可见患肢广泛骨质疏松。

（三）预防与康复

1. 预防

肩手综合征绝大部分是可以预防的。预防的关键在于避免所有引起水肿的因素。

帮助患者控制腕的运动，避免腕过度屈曲，一旦患者出现不适或疼痛，应立即调整患手的位置。卧位时将患肢抬高，坐位时将患侧上肢放于前面小桌上，并使之固定，避免腕部弯曲；坐轮椅时，注意正确的轮椅坐姿，防止手悬吊到轮椅外；禁止在患手上进行静脉输液；避免使用热水袋等。加强对患手的保护，避免患手的小损伤，加强对患者及其家属的健康教育。

2. 康复治疗

在肩手综合征早期（Ⅰ期）进行治疗可取得较好的效果，故应早诊断、早治疗。一旦出现水肿、疼痛或运动范围受限，就应开展治疗。治疗的主要目标是尽快地减轻水肿，其次是减轻疼痛和缓解僵硬。

（1）正确体位摆放。正确体位能有效防止患者肩关节损伤，同时可利用夹板、石膏、弹力绷带等辅助器具将腕关节固定于适度背伸位，从而改善静脉回流及防止腕关节损伤。

（2）冷疗。将患手置于 9.4 ～ 11.1 ℃的冷水中，浸泡 30 分钟，有消肿、止痛、解痉作用。注意较长时间冷疗，因反射性的血管收缩后扩张，反而使加重水肿。

（3）向心性缠绕压迫。将患者的手指用一根粗 1 ～ 2 mm 的长线，从远端向近端缠绕，先缠绕拇指，再缠绕其余四指，最后缠绕手掌和手背，一直缠到腕关节以上，反复进行可改善血液循环，明显减轻水肿，促进功能恢复。

（4）主动和被动活动。因为肌肉收缩可提供最好的减轻水肿的泵活动，故应鼓励患者主动活动患肢。被动活动可维持关节活动度，预防肩痛，并能促进静脉回流。

（5）交感神经节阻滞。星状交感神经节阻滞对早期肩手综合征非常有效，但对后期患者效果欠佳，若三四次阻滞无效，则无须再用。有效者疼痛及手肿胀可减轻或消失。

（6）中医康复治疗。传统医学在治疗中风后肩手综合征具有独特的优势，如用益气活血通络方、中药熏洗配合推拿治疗、针刺疗法等。

四、偏瘫肩痛

偏瘫肩痛是中风常见并发症之一，不仅会增加患者的痛苦，延缓和阻碍上肢运动功能恢复，降低日常生活活动能力，延长住院时间，还会影响睡眠，甚至导致患者抑郁，对中风患者生命质量产生严重的负性影响。

（一）发生原因

偏瘫肩痛可能与许多因素有关。

1. 肩关节正常机制的破坏和处理不当

（1）肩胛骨肱骨运动节律的丧失。偏瘫患者上肢屈曲痉挛模式占据优势，肩胛骨周围肌张力高于肩关节周围的肌张力，当患侧上肢从体侧外展时，肩胛骨的旋转落后于肱骨的外展，肩峰和肱骨头之间的结构受到两个坚硬骨质的机械性挤压，导致肩痛的发生。同样，当患肢被动抬起，而肩胛骨不能充分旋转，或是患者不正确地进行上肢自我辅助运动时，如肱骨前屈却没有充分的肩胛骨前伸和旋转时，也会发生同样的损伤导致肩痛。

（2）肱骨外旋不充分。由于有力的肩内旋肌痉挛和短缩，患侧上肢不能外旋。当患侧上肢被动运动时，可引起肩痛；当上肢被强行外展时，则会引起旋肌袖破裂致肩痛发生。

（3）肱骨头在关节盂内向下滑行不充分。痉挛甚至粘连会阻碍肱骨头在关节盂内的正常向下运动，以致任何外展上肢的活动都会引起肩痛。

2. 常引起疼痛性创伤的活动

（1）不伴有肩胛骨必要的移动和肱骨外旋的被动运动。不正确地抬起上肢远端，则软组织受到挤压引起肩痛。

（2）帮助患者做床椅转移时，牵拉其上肢。帮助患者转移（翻身、扶持步行）时，牵拉其上肢，使肩关节被动外展，极易导致肩损伤。

（3）不正确地抬起患者。当患者从轮椅中下滑时，帮助者往往站在患者身后，双手置于患者腋下将其抬起，此举可引起肩关节被动外展而致损伤。同样，从浴盆里将患者抬起时，也会造成相同的损伤。

（4）护理活动中从远端抬起上肢。如测血压、洗腋窝、在床上帮助患者翻身、穿衣服等。

（5）应用滑轮进行自助被动运动患侧上肢。如将患手固定在一侧把手上，以健侧上肢反复拉患侧上肢做手臂外展上举运动，这种滑轮训练不能使肩胛骨充分旋转和肱骨外旋，易引起肩周结构损伤。

（6）主动练习手臂上举时太剧烈。肩胛骨控制不充分的患者，反复练习主动抬举手臂，易导致骨平面之间的敏感结构受压，引起肩痛。

3. 肩手综合征

肩手综合征是中风较常见的并发症，表现为患侧肩痛和手部疼痛、运动受限及肌肉肿胀和萎缩，直至挛缩畸形，最终导致上肢功能受限。

4. 肩关节半脱位

肩关节半脱位与偏瘫肩痛之间的关系目前仍存在争议。有研究认为，偏瘫肩痛与肩关节半脱位无关，肩关节半脱位本身并不疼痛，且半脱位程度也与肩痛无关。然而也有研究发现两者之间有相关性，研究发现肩关节半脱位与中风后 1～3 个月的偏瘫肩痛显著相关，与中风后 6 个月的偏瘫肩痛无相关性。脑卒中弛缓期，患者的运动控制受损，引起半脱位，半脱位进一步损害运动控制路径，增加软组织损伤和偏瘫肩痛的风险。研究发现，偏瘫肩痛在肩关节半脱位的患者中发生率较高。

5. 骨科疾患

肩锁关节炎、盂肱关节炎、肱二头肌肌腱炎、三角肌滑囊炎，尤其是旋肌袖撕裂和粘连性关节囊炎也可能与偏瘫肩痛有关。臂丛神经或肩胛上神经损伤也可能是创伤性肩痛的原因。

6. 其他原因

（1）痉挛。可能是肩痛产生的重要因素。有研究认为肩痛与肩关节运动丧失有关。

（2）其他可能的原因。感觉障碍、忽略症、偏瘫侧丘脑性疼痛、神经痛性肌萎缩、异位骨化、年龄、骨质疏松及糖尿病等都与偏瘫肩痛密切相关。研究发现，年长者发生偏瘫肩痛的比例明显高于年轻者，骨质疏松所造成的反射性骨痛也是偏瘫患者肩痛的原因之一，糖尿病也与偏瘫肩痛的发生率呈正相关。

（二）临床表现

偏瘫肩痛通常在中风后较早发生，61% 的患者偏瘫后发生肩痛，其中 2/3 在脑卒中后 4 周内出现肩痛，其余的在随后的 2 个月内发生。肩痛也可能很晚出现，甚至在数月后才出现。

偏瘫肩痛一般呈现典型的进行性发展的疼痛。有一些肩痛是由意外损伤引起，通常表现为在治疗或检查被动运动患者手臂（做上肢上举或肩外展）时，在关节活动度的终末段可能出现剧烈疼痛，患者能准确指出疼痛部位。如果引起疼痛的因素未及时解除，疼痛可能在一段时间内加重或很快加重，且做任何上肢活动都会引起疼痛。这种在上肢活动时出现的剧痛，无论是立即停止活动还是把上肢再放于体侧都无法缓解。有些患者可能仅在上肢处于某一特定姿势下疼痛或是夜间卧床时感到疼痛。

随着病情的发展，患者主诉疼痛扩散，逐渐涉及整个肩关节、三角肌，整个上肢甚至手部，也可向颈部放射，患者越来越难以指出疼痛的确切位置。严重者不能忍受上肢任何被动活动，甚至昼夜疼痛。如未采取有效的治疗措施，最后肩关节可能挛缩固定。

（三）预防与康复

1. 预防

肩痛不是中风疾病的一部分或一个症状，发病时并不存在肩痛，而是由某些因素引起了肩痛。因此，若能早期有意识地避免肩痛的诱发因素，则肩痛是完全可以预防的。

（1）正确摆放体位。尤其应注意患者卧床及坐轮椅的体位。正确地摆放肢体位置不但能使松弛的肩关节相对稳定，而且可以使肢体获得正确的本体刺激，从而调整患侧上肢肌肉张力的失衡，有利于患肢功能的恢复。

（2）松动肩胛骨。在做上肢被动运动之前，都应先进行肩胛骨的充分松动。具体方法是患者取仰卧位，护理人员一手放在患侧胸大肌部位，另一手放在肩胛骨下角部位，然后双手夹紧，并上下左右活动肩胛骨；也可一手放在患侧肩前部，另一手放在肩胛骨脊柱缘近下角部位，按住肩胛骨并用力向上、向侧方牵拉，使肩胛骨下降、内收、向下旋转。

（3）支持肩胛骨。在运动上肢远端时，支持肩胛骨，使肩关节盂始终处于朝上、朝前的位置。避免牵拉患侧上肢来移动体位或进行搬动，防止肩关节过度被动外展。

（4）适宜的刺激。对于偏瘫迟缓期的患者，可采用按摩、徒手叩击、拍打、电针特定穴位、电脑中频脉冲电治疗等，给予冈上肌、肱二头肌、三角肌适宜的刺激以促进肌肉收缩。在痉挛期，患者患侧上肢常表现为肩胛骨回缩的屈曲痉挛模式，可通过上肢伸肌的主动活动和抗阻训练来降低屈肌的张力，减轻挛缩。

（5）预防和治疗其他肩部问题。通常肩痛是偏瘫后其他病症的产物，肩痛的病因较多。在考虑对肩痛实施有效护理的同时，更要考虑到对导致肩痛的病因实施护理。

（6）加强健康教育。应向患者及其家属说明预防肩痛的重要性，引起他们足够的重视。

2. 康复治疗

正确进行肩关节的被动和主动运动。疼痛严重者，可应用消炎镇痛药物、类固醇药物、抗痉挛药物等口服或局部注射，局部可采用冰敷、热敷、功能性电刺激及短波、超短波等理疗。对后遗症期伴有严重挛缩且肩胛骨固定的肩痛患者可行手术松解治疗。此外，还有针灸、按摩、中药、外用膏药等中医康复治疗方法。

五、吞咽功能障碍

吞咽功能障碍是指各种原因致食物由口腔到胃的过程受到阻碍的一种病理状态，是中风患者的常见并发症之一。

（一）临床表现

吞咽功能障碍的典型表现为口腔控制能力和食物咀嚼能力减弱，吞咽反射出现延迟，吞咽后，咽部有食物残留，在吞咽前、吞咽过程中或之后，残留食物被吸入气管，或饮水时呛咳及有噎塞感。若得不到及时有效的处理，容易发生营养不良、脱水、误咽。误咽食物量较少时，可引起刺激性咳嗽（呛咳）或从鼻腔溢出，导致吸入性肺炎；误咽食物量较多时，则可阻塞气道，引起窒息甚至死亡。此外，患者还可能因吞咽功能障碍而摄入不足，进而出现水和电解质紊乱，甚至出现低蛋白血症。

（二）处理原则

对于经全面评估确认存在吞咽功能障碍的患者，应给予促进吞咽功能恢复的治疗。针灸、吞咽康复、饮食改进、姿势改变等可改善吞咽功能。尽早对其进行康复治疗和护理以改善吞咽功能，补充足够的营养和水分，增加机体抵抗力，避免或减少并发症的发生，降低死亡率。

六、挛缩

挛缩指人体肌肉骨骼系统中的软组织如韧带、肌腱或肌肉等的缩短或弹性降低而导致关节的活动范围减小或关节变形。常见于骨骼、关节和肌肉系统损伤及疾病损伤后缺乏活动能力的患者，各种类型的中枢神经系统受损如脊柱裂、痉挛型脑瘫患儿及肌肉萎缩症患者，长期卧床、坐轮椅的患者。挛缩可造成明显的肢体功能障碍，轻者肢体处于短缩位置，但关节尚存在小范围的活动；重者则关节完全不能活动。

（一）临床分类及表现

（1）皮肤组织挛缩。好发于手部，多见于烧伤。

（2）结缔组织挛缩。皮下组织、韧带、肌腱的挛缩，如掌腱膜挛缩。

（3）肌性挛缩。主要病理变化是肌肉的延展性的丧失。肌肉长期不活动，维持在某一使其短缩的体位。如截瘫患者由于长期卧床，产生足下垂而导致腓肠肌挛缩。

（4）神经性挛缩。主要包括：①反射性挛缩，如疼痛引起的保护性反应。②痉挛性挛缩，好发于小儿大脑发育不全及脑外伤、中风患者。临床常见偏瘫患者上肢由于屈肌痉挛而导致挛缩，表现为肩胛带后撤下沉、肩关节内旋、内收，屈肘、前臂旋前、腕掌屈、握拳，拇指屈曲、内收向掌心；而下肢常呈伸展挛缩状态，如临床常见的踝跖屈、内翻挛缩导致站立、行走时身体重心转移困难，步行不稳，从而导致日常生活中的移动和转移出现功能障碍。③弛缓性挛缩，好发于小儿麻痹症患者。

（二）挛缩对运动功能的影响

1. 关节活动范围受限

由于患者将肢体放置于最舒适位置或不能自主活动，加上痉挛肌肉的牵拉，造成关节周围韧带纤维化，结缔组织胶原纤维增生，软组织结构被破坏，关节间隙出现骨桥，最终导致关节肌性挛缩及变形，固定关节活动度缩小。

因关节周围软组织疼痛、骨折术后的固定限制了关节的活动，造成肌肉失用性萎缩，损伤关节固定 2 周以上即可出现肌肉萎缩，即肌肉横断面积减少。由于肌肉长期保持在缩短状态，还可导致肌节缩短，致使肌纤维纵向挛缩。另外，关节囊、滑膜、韧带的损伤修复形成瘢痕，瘢痕粘连广泛、致密，加重关节挛缩，从而导致关节本身的功能丧失，如上肢关节受限将会影响患者的个人卫生、进食、穿衣等日常生活及工作，而下肢活动范围受限则将严重影响患者的步行、上下楼梯等功能动作。

2. 肌肉痉挛及萎缩

肌肉或肌群间断或持续的不随意收缩，造成肌肉间结缔组织胶原纤维增生；限制肌肉活动，将导致肌肉处于被动缩短或固定于痉挛性缩短位；加上肢体血液循环不良及活动性下降，致使肌肉的失用性及营养不良性萎缩。因下肢的伸肌占优势，故下肢挛缩时，肢体处于伸展状态；相反上肢挛缩时处于屈曲状态。

3. 肢体功能障碍严重

因肌肉挛缩及关节变形、固定，肢体活动性降低，运动减少或只有简单的移动及笨拙的痉挛性运动。中枢神经系统疾患所出现的肌无力或肌痉挛，会导致肌肉、肌腱、关节内外结缔组织的挛缩，从而加重瘫痪肢体的功能障碍。挛缩造成体力差、精细动作不良，相邻关节产生适应性改变，如踝关节跖屈、内翻畸形导致行走时足跟不能着地等将影响走路的姿势和效果，加大行走时的能量消耗，减少接触环境的机会。

4. 肢体疼痛

原发病及挛缩均可致肢体疼痛或阵挛，增加患者的痛苦，使患者更不愿活动患肢而影响其功能的恢复。

5. 日常活动能力低下

痉挛型脑瘫儿童的双下肢内收、屈曲挛缩导致洗浴、穿脱衣服等自我护理难度增大，严重影响其日常生活质量。

6. 心理障碍

挛缩所致的各种关节功能障碍，如关节变形等及关节障碍对日常生活的影响使患者出现不同程度的心理障碍。同时，由于疾病本身或心理因素的影响，老年患者往往不愿活动患肢甚至拒绝被动运动而延缓康复进程。

（三）预防与康复

1. 预防

关节挛缩一旦形成，将严重影响康复训练，若不及时矫正将严重影响患者的生活自理能力，故在康复护理中应当给予高度重视，及时采取有效的护理措施。

挛缩的发生有时并不是关节自身的损伤，而是继发了关节周围组织的损害，如周围神经麻痹或偏瘫等中枢性运动麻痹，截肢后可发生收缩肌和拮抗肌不平衡，关节附近的皮肤、皮下组织和肌肉粘连或瘢痕化等。对挛缩的康复治疗及护理有多种方法，但关键还是预防挛缩的发生。因此，对所有的致病因素均应尽早开始采用一切方法预防，主要从防止关节周围软组织挛缩、神经性挛缩发生、组织粘连形成这三个方面进行训练。

（1）保持肢体良好的体位。患者肢体制动后，在短期内就可能引起关节挛缩和变形。因此，在患者卧床期间，只要有发生关节挛缩的可能，就应尽早置该关节于功能位，预防关节挛缩发生。当关节处于活动范围的中间位置时，可以将肌肉萎缩和关节囊的挛缩粘连克服到最低限度，这样最容易使关节活动范围得到恢复。具体方法是通过将患者肢体置于各种功能位或使用各种不同支具、矫形器等保持肢体的体位。例如，股骨颈骨折固定后，用枕头、被服等维持患侧髋关节中立位，略外展 20°～30°，无内、外旋，必要时用箱型足夹板或穿丁字鞋。

（2）体位转换。体位变换不仅对保持关节活动度、肢体功能位和防止挛缩有利，而且对预防褥疮、呼吸道感染和神经受压以及改善循环等也很有利。因此，在保持健肢位的同时应结合体位变换，每隔 2 小时协助患者更换体位。无论患者是处于卧位还是处于坐位均要进行。体位变换应取得患者的主动配合，并鼓励其发挥残存的功能进行体位变换，康复护理人员可给予必要的协助和指导，同时应观察受压部位皮肤的情况。在体位变换过程中，避免使用暴力拖、拉、拽等；体位变换之后，应保持患者肢体良好的体位及提高患者的舒适度，注意患者有无头晕、面色苍白、虚弱、脉速等低血压的表现。

（3）被动运动。适当的被动活动可保持肌肉的生理长度和张力，达到维持关节活动范围的目的。关节被动运动时应注意以下原则：①早期开始，一般在发病后的 2～3 天开始，患者取仰卧位；②活动之前应向患者及其家属做好解释工作，以取得患者及家属的配合；③关节的各个运动方向均要进行训练，随关节功能的改善逐渐加大活动度；④每次只针对一个关节，各方向进行 3～5 遍活动；⑤一般按从肢体近端到远端的顺序，活动某一关节时，近端关节须予以固定；⑥在运动某一关节时，应对该关节施加一定的牵引力，以减轻关节面之间的摩擦力，保护关节，防止对关节面产生挤压；⑦动作应均匀、缓慢、有节奏；⑧一般在无痛状况下完成全关节活动范围的运动，对伴有疼痛的关节，训练前可进行热敷、熏蒸等理疗；⑨鼓励患者尽早做自助被动运动。

2. 康复治疗

手法矫正目的是改善已发生的关节活动范围受限，由治疗师进行保守治疗，除利用患者自身体重、肢体位置和强制运动的活动范围手法矫正训练外，也可利用器具进行机械矫正。

第三节　运动疗法在偏瘫中的作用

一、运动对机体的影响

1. 运动对心血管系统的影响

（1）循环调节。心血管系统会随着躯体的运动而产生特异性变化，随着运动强度的增加，骨骼肌对有氧代谢系统的要求增强，心血管系统必须产生相应的适应性变化来满足对肌肉的能量供应。运动形式不同，产生的生理反应也不同。等张运动主要表现为心率加快、回心血量增多、外周阻力下降、收缩压增高、舒张压不变和心肌摄氧量增加等。等长抗阻运动表现为血压升高、心肌摄氧量增加、心率加快、心排血量中度增加、每搏量和外周阻力变化不大等。

运动时肾素、血管紧张素的分泌可以引起动静脉的收缩，参与运动时的血压调节，同时抑制肾脏水和钠的排出，增加循环血量。另外，运动时骨骼肌血管床扩张，血流灌注增加，肌肉收缩时，静脉受挤压，使血液流向心脏；当肌肉舒张时，静脉重新充盈，如此循环，防止血液淤积。呼吸运动的加强也促使肢体的静脉血回流进入腔静脉。

（2）心率调节。运动时心血管系统第一个可测的反应是心率增加。在心脏每分钟排出的血量中，心率因素占 60%～70%，而前负荷和后负荷因素占 30%～40%，因此心率增加是心排血量增加的主要原因。运动时心脏做功负荷、心率与氧摄入量呈线性增加关系，在低强度运动和恒定的做功负荷中，心率将在数分钟内达到一个稳定的状态；而在高负荷状态下，心率需较长时间才能达到更高的水平。随着年龄的增加，最大心率将下降，这种负相关是由心脏功能减退造成的。具有良好心血管适应能力的人，随着年龄的增长，其最大心率会缓慢下降。此外，心率的变化还与肌肉运动的方式有关。动态运动所增加的心率要比恒定运动增加的多；卧床后心率增加可能与重力对压力感受器的刺激减少有关；轻度或中度运动，心率的改变与运动强度一致。

（3）血压调节。运动时，心排血量增多和血管阻力改变可以引起相应的血压升高。但在运动中，由于骨骼肌血管床的扩张，总外周血管阻力明显下降，这样有利于增加心排血量。收缩压通常与所达到的最大运动水平有关，当极限运动后，收缩压往往下降，一般在 6 分钟内恢复到基础水平，然后保持在比运动前稍低的水平数小时。有时突然停止运动，由于静脉池的作用，收缩压会出现明显的下降。运动时，由于代谢增加，运动肌肉中的动脉扩张，不运动的组织中的血管收缩，阻力增加，但其总的净效应是全身血管的阻力降低。一般情况下，运动时收缩压增高，而舒张压不变。在无氧、等长收缩及仅有小肌群参与的大强度运动时，虽可明显增加心排血量，但由于此时局部血管扩张的作用较少，总外周血管阻力没有相应地下降，舒张压明显升高。另外，运动时血压升高还与收缩肌群的神经冲动传入大脑高级中枢，抑制迷走神经，兴奋交感神经，促进儿茶酚胺分泌有关。

（4）心血管功能调节。运动时，自主神经和血管内皮细胞衍生的舒缓因子的双重调节作用使冠状动脉扩张，心脏舒张期的延长使冠状动脉得到更充分的灌注，改善冠状动脉的血供。另外，运动能增加纤溶系统的活性，降低血小板的黏滞性，防止血栓形成。仅持续运动数秒，心血管系统就会出现复杂的适应性变化，其程度取决于运动的种类和强度。由于运动时心排血量增加，引起系统动脉压增加，其中不参与运动的组织外周血管阻力增加，而参加运动的肌肉外周血管阻力则下降。由此可见，机体运动时产生一系列复杂的心血管调节反应，既能为运动的肌肉提供足够的血液供应和能量，又可保证重要器官（如心、脑等）的血液供应。随着运动时间的延长，β肾上腺能受体受到刺激，通过正性收缩能效应，提高心肌的收缩力。

运动时，心肌收缩力增强是心搏出量增加的重要机制。长期运动的人，安静时心率较慢，而每搏输出量因左心室收缩期末容量缩小而增加，故心脏的每分输出量并不减少。这就为心脏提供了较多的功能储备，使其在亚极量负荷下仍可以较低的心率来完成工作，在极量负荷下可用提高心率来满足机体的需要。

2. 运动对呼吸系统的影响

肺的主要功能是进行气体交换、调节血容量和分泌部分激素。运动可增加呼吸容量，改善 O_2 的吸入和 CO_2 的排出。主动运动可改善肺组织的弹性和顺应性。吸气时膈肌的运动对肺容量有较大的影响，正确的膈肌运动训练有利于增加肺容量，肺容量增加后，摄氧量也随之增加。在摄氧量能满足需氧量的低强度或中强度运动中，只要运动强度不变，即能量消耗恒定，摄氧量就能保持在一定水平，该水平称为"稳定状态"。但在运动的起始阶段，因呼吸、循环的调节较为迟缓，O_2 在体内的运输滞后，致使摄氧量水平不能立即到位，而呈指数函数曲线样逐渐上升，称为"非稳态期"，这一阶段的摄氧量与根据稳定状态推断出的需氧量相比，其不足部分即无氧供能部分称为"氧亏"。当运动结束进入恢复期时，摄氧量也并非立即从高水平降至安静时的水平，而是通过快、慢两条下降曲线逐渐移行到安静水平，这一超过安静状态水平而多消耗的氧量即为"氧债"。一般来说，"氧债"与总的"氧亏"是等量的。

　　"稳定状态"是完全的供能过程，而"氧亏"的摄氧量与根据稳定状态推算出的需氧量相比，其不足部分是无氧供能部分。运动时消耗的能量随运动强度加大而增加，以中等强度的负荷运动时，在到达稳定状态后持续运动期间的每分摄氧量即反映该运动的能量消耗和强度水平。在运动中，每分摄氧量随功率的加大而逐渐增加，但当功率加大到一定值时，每分摄氧量达到最大值后不再增加，此值称为最大摄氧量。

3. 运动对肌纤维的影响

　　运动是由骨骼肌在神经支配下完成收缩和舒张动作而产生的，肌肉和关节的运动类型与肌肉的分布、关节的形态、神经冲动的强弱有关。运动是由运动单位启动的，一个运动单位包括一个 α 运动神经元的轴突和它所支配的肌纤维。在运动单位中，所有肌纤维都具有相同的收缩和代谢特性，这表明肌肉纤维的类型与其运动神经有关。应用组织化学染色可区分不同的肌肉纤维类型，其原理是基于肌肉结构蛋白在一定化学反应下的活性和代谢途径。

　　人类骨骼肌存在三种不同功能的肌纤维：Ⅰ型慢缩纤维，又称红肌，即缓慢—氧化型肌纤维；Ⅱa型和Ⅱb型快缩纤维，又称白肌。Ⅰ型慢缩纤维比其他类型肌纤维的收缩和舒张时间都要长，比较抗疲劳，从结构上说，这些肌纤维有较多的线粒体和毛细血管。Ⅱa型快缩纤维或称快速氧化酵解型纤维，氧化和酵解代谢途径均较完善，抗疲劳特性介于Ⅰ型慢缩纤维和Ⅱb型快缩纤维之间。Ⅱb型快缩纤维或称快速酵解型纤维，是运动单位中数量最多的肌纤维，具有最长的轴突和最大的细胞体、最快的收缩时间和最小的抗疲劳能力，这种肌纤维具有完善的酵解系统，但氧化系统不完善。另外，人类可能有Ⅱc型纤维，这类肌纤维有独特的肌球蛋白，耐力型运动员训练期间，肌肉中可能含有 10% 的Ⅱc型纤维。

　　中枢神经系统在募集运动单位或肌纤维时是以其大小为顺序的。以Ⅰ型慢缩纤维为主的小的运动单位首先被募集，由Ⅱb型快缩纤维构成的最大的运动单位则主要在高强度运动时被募集，而Ⅱa型快缩纤维的运动单位在大小上介于前两者之间。低强度运动显著消耗Ⅰ型慢缩纤维内的糖原，而对Ⅱ型纤维内的糖原影响甚微；反之，高强度的运动消耗Ⅰ型慢缩纤维和Ⅱ型纤维内的糖原，尤以后者更为明显。

在一定条件下不同肌纤维的类型可发生转变。运动训练可使运动单位成分发生适应性的转变，这种可塑性使肌纤维在形态学和功能上均随所受的刺激不同而发生相应的变化。有研究表明，在Ⅱ型纤维中，Ⅱa型快缩纤维和Ⅱb型快缩纤维可以互相转变。耐力训练在减少Ⅱb型快缩纤维的同时可增加Ⅱa型快缩纤维的比例，而力量训练可增加Ⅱb型纤维的比例。使用刺激Ⅰ型慢缩纤维的低频电刺激Ⅱ型纤维，部分Ⅱ型纤维可转变为Ⅰ型慢缩纤维。

4. 运动对骨骼肌的影响

（1）力量训练。力量大和重复次数少的训练可增加肌肉力量，这是肌肉横截面积增加的结果。神经系统的参与也是力量训练取得效果的重要因素。肌肉力量的增加与运动单位的募集有密切的关系，力量训练可改变中枢神经系统对运动单位的作用，使更多运动单位同步收缩而产生更大的收缩力量。

抗阻训练通常是在阻力负荷条件下完成 1～15 次动作，其原则是重复练习至不能再继续。负荷大和重复次数少的练习主要增加肌肉的力量和体积，对耐力无明显影响。所有类型的肌纤维均会对力量训练产生适应性，这种适应性增加了肌纤维对抗外界阻力的能力，其原因是肌肉中收缩蛋白含量增加。

（2）耐力训练。力量训练的结果是使肌肉变得更强壮，体积增大，而耐力训练的结果是使肌肉产生适应性变化，这种变化主要是肌肉能量供应的改变。对耐力训练而言，选择的阻力负荷应以 20 次以上动作为宜。耐力训练对肌纤维内线粒体的影响比较明显，线粒体的数量和密度随训练的增加而增加。

（3）爆发力训练。持续数秒至 2 分钟的高强度训练主要依赖无氧代谢途径供能，又称无氧训练，其能量供应主要来源于储存的磷酸肌酸分解为三磷酸腺苷（ATP）及葡萄糖的酵解。无氧训练所产生的人体适应性变化主要表现为磷酸肌酸储存量的增加，另外，参与糖酵解的某些酶的活性也增加，但这种酶活性的变化比有氧训练引起的变化小得多。

5. 运动对关节代谢的影响

关节骨的代谢主要依赖于日常活动时的加压和牵伸，如站立位时重力使关节骨受压、肌腱对骨的牵伸，这两种作用直接影响关节骨的形态和密度。关节附近的骨折、关节置换术后，应及时正确地应用运动疗法，以刺激软骨细胞，增加胶原和氨基己糖的合成，防止滑膜粘连和血管翳形成，从而增加关节活动范围，恢复关节功能。运动提供的应力使胶原纤维按功能需求有规律地排列，促进关节骨折的愈合。

各种运动均可造成关节磨损。在生物力学中，承载体的磨损是在化学或力学因素作用下进行性的物质磨损。力学因素引起机械性磨损，疲劳磨损是发生于承载体表面、与润滑现象无关的机械性磨损。关节的重复性载荷引起关节内周期性应力应变，导致软骨疲劳，这种疲劳随软骨内微损伤的积累而扩大，致使软骨表面原本排列致密的胶原网变得肿胀、松散，最终这些破坏扩展到关节的表面，使其破裂。频繁的关节运动可导致关节软骨的疲劳、磨损。一般情况下，正常软骨的新陈代谢足以维持组织的平衡，但如果损伤的速度高于软骨细胞再生的速度，微损伤的积累效应就会发生，导致软骨被破坏，影响关节功能。

关节的负重和运动对维持正常关节软骨的组成、结构和机械特性非常重要，负荷的类型、强度和频率直接影响关节软骨的功能。当负重的强度和频率超出或低于某一范围时，关节软骨的合成和降解的平衡就被打破，软骨的组成与超微结构均发生变化。

关节软骨是没有神经分布的组织，所以神经不能为软骨细胞传递信息。研究表明，软骨细胞对压力形变非常敏感，作用在组织中的力学变化导致了细胞膜应力—应变的变化，使细胞获得足够的信息。关节的负重与否、活动方式是软骨生化特性改变的主要刺激因素，影响关节软骨的生物力学特性，如关节软骨受到机械刺激时会发生再塑形。

关节负荷过大、过度使用或受到撞击都会影响关节软骨的功能，单一的冲击或反复的损伤均会增加软骨的分解代谢，成为进行性退变的始动因素。适量的跑步运动可增加关节软骨中蛋白多糖的含量与压缩硬度，增加未成熟动物关节软骨的厚度。

6. 运动对骨代谢的影响

（1）运动对骨密度的影响。骨骼的密度与形态取决于施加于骨上的力。运动可增加骨的受力，刺激骨生长，使骨量增加；反之，骨受力减少会抑制其生长，使骨量减少。通常体力劳动者骨密度高于脑力劳动者；卧床的患者，腰椎骨矿物质平均每周减少0.9%，且卧床时间越长骨质疏松越严重。

冲击性运动（如踏步、跳跃）对髋部骨骼具有良好的刺激作用。观察表明，排球运动员与体操运动员的骨密度明显高于游泳运动员和正常人，且具有部位特异性。承重训练有利于腰椎骨密度的增加。快速行走时，腰椎的载荷比直立位增加1倍；慢跑时，腰椎的载荷比直立位增加1.75倍；直立位举重物时，腰椎的载荷则更大。中等强度的承重训练（如慢跑、爬楼梯）能维持骨量和保持骨的弹性。等长抗阻训练不产生骨关节运动，可实现疼痛最小化和靶骨骼受力最大化，该训练对合并有骨性关节病的骨质疏松症患者较为适合。

（2）运动对雌激素的影响。雌激素是稳定骨钙的重要因素，女性在绝经后，由于雌激素水平下降，骨量丢失速度加快。运动可使绝经后妇女的雌激素水平轻度增加，从而增加骨钙含量。研究表明，全身运动加局部专项锻炼6个月后，老年女性跟骨骨密度增高、骨强度增强、骨质疏松患病率下降。参加舞蹈和长跑的女性血清总碱性磷酸酶和游泳者的雌二醇水平均显著高于对照组。此外，太极拳运动也可使妇女雌激素分泌增加，有效减少骨矿物质的自然丢失，改善骨骼的钙磷代谢。

7. 运动对肌腱的影响

运动训练对肌腱结构和力学性质有长期的正面效应。例如经长期训练后，小猪趾屈肌腱的弹性模量、极限载荷都有所增加。训练还能促进胶原的合成，增加肌腱中大直径胶原纤维的比例。

成年人的肌腱中蛋白多糖呈丝状结构重叠垂直排列，而在未成年人的肌腱中，蛋白多糖的丝状结构排列方向不一。与成年人的肌腱相比，未成年人的肌腱在低拉伸强度下更容易撕裂。这一特性表明，胶原纤维之间的蛋白多糖桥联在肌腱传递张力时起重要作用，能增强组织的强度。

8. 运动对脂代谢的影响

脂代谢受多种因素调控，其代谢紊乱会增加缺血性心脑血管疾病的发病率。长链脂肪酸是脂肪氧化的重要来源。脂肪酸的来源有血浆脂质、细胞内三酰甘油和磷脂池及肌纤维间脂肪组织中的三酰甘油。在 40% VO_2max 的强度下运动时，脂肪酸氧化所提供的能量约占肌肉能量来源的 60%。运动还可提高脂蛋白脂肪酶的活性，加速富含三酰甘油的乳糜微粒和极低密度脂蛋白的分解，降低血浆三酰甘油、胆固醇、低密度脂蛋白和极低密度脂蛋白水平，提高高密度脂蛋白和载脂蛋白 AI 的水平。研究表明，坚持长跑运动的老年人血浆胆固醇、三酰甘油、低密度脂蛋白、载脂蛋白 AI 水平显著低于非运动组，并且锻炼改善脂代谢的程度还与锻炼时间呈正相关。任何强度的持续运动如马拉松、越野、滑雪甚至休闲性慢跑，都有降血脂作用。

运动可促进组织特别是骨骼肌中脂蛋白脂肪酶的基因表达，而脂肪组织中的脂蛋白脂肪酶的基因表达无变化。脂蛋白脂肪酶对于组织摄取血浆中富含三酰甘油的脂蛋白是必需的，脂蛋白脂肪酶的活性与血浆三酰甘油水平呈负相关。研究结果表明，运动具有促进内源性激素如儿茶酚胺和胰岛素转移至骨骼肌、增加脂蛋白脂肪酶活性的作用。有研究表明，运动和胰岛素均能促使葡萄糖转载体移位至细胞膜、增加细胞膜的转运和糖原合成，提高机体葡萄糖的利用度，改善脂质代谢。

9. 运动对中枢神经系统的影响

中枢神经对全身器官的功能起调控作用，同时又需要周围器官不断传入信息以保持其紧张度和兴奋性。运动是中枢神经最有效的刺激形式，所有运动都可向中枢神经提供感觉、运动和反射性传入。多次重复训练是条件反射的形成条件，随运动复杂性的增加，大脑皮质将建立暂时性的联系和条件反射，使神经活动的兴奋性、灵活性和反应性得以提高。运动可调节人的精神和情绪，锻炼人的意志，增强人的自信心。另外，在康复训练过程中，通过功能性磁共振成像可以观察到大脑可塑性的连续变化，说明运动对大脑的功能重组和代偿也起着重要作用。

二、运动疗法在偏瘫中的作用

运动疗法对偏瘫患者能产生积极的整体效应，它不但有短时的作用，而且有长期的效果。长期效果是运动疗法的主要目的。

1. 运动对肌肉、骨关节的作用

在正常情况下，骨骼不断由成骨细胞和破骨细胞维持身体内钙、磷的平衡。老年人是破骨细胞占优势，故老年人都有不同程度的骨质疏松及脱钙。运动和早期负重是最有效防治骨质疏松的方法，同时运动可保持关节液的营养成分，对软骨组织起到维持营养的作用。特别是对关节挛缩及其形态改变而造成的关节功能障碍，运动疗法起着药物不可替代的重要作用。另外，偏瘫患者反复进行各种运动，可使肌肉的横断面积增大，肌纤维增粗，从而增强肌力和肌耐力。

2. 运动对心血管系统的作用

运动数秒后，人的心血管系统就会出现复杂的功能调节，以满足运动时组织对氧的需求和废物的清除。心率加快是心脏对于运动时的第一反应。在安静时健康成人的心率是 60 ～ 80 次 / 分，轻度运动时心率可增至 100 次 / 分，中等量运动时心率可达 150 次 / 分，极大量运动时心率可超过 200 次 / 分，以保持高的心输出血量，保证肌肉、呼吸和全身脏器的需要。一般说来，中等运动强度可使心排出量增加 3 倍，并可增强心肌收缩力。具有正常血管调节反应者，在剧烈运动时收缩血压增高，但很少超过 180 mmHg，舒张血压仅轻微升高。因此运动对改善患者的心血管功能有积极作用。

3. 运动对呼吸功能的作用

逐渐增大运动量时，随着人体需氧量的增加而使通气量增高，膈肌运动范围扩大，从而增加肺活量。当运动停止后，需氧量缓慢下降，并恢复至运动前的水平，这有利于偏瘫患者防治呼吸道感染，改善组织的缺氧状况。

4. 运动对内分泌系统的作用

运动时体内的生长激素分泌会增加，从而促进组织蛋白合成、血细胞增生及脂肪供给能量，并加速体内乳酸的利用和排泄，降低血脂。运动还可以增加糖尿病患者对胰岛素的敏感性，从而减少胰岛素的用量，对偏瘫合并糖尿病患者有积极的治疗作用。

5. 运动对消化功能的作用

进行短时间、低强度运动对胃酸分泌及胃排空影响不大，而长时间有规律进行运动则可加速胃排空。运动还有利于胆汁的合成和排出，能减少胆石症的发生，并能保持大便通畅，有效防治便秘。这对促进偏瘫患者的康复均有良好的作用。

6. 运动对神经系统的作用

偏瘫患者经常进行各种运动，可不断刺激受损的大脑神经，使脑功能得到改善，肢体运动协调一致。通过长期运动训练，有可能在病灶周围神经中形成新的传导通路从而支配肢体进行活动，对患者脑神经的恢复起到重要的作用，使其从根本上得到好转。

7. 运动对泌尿系统的作用

运动时肾的血流量将减少，剧烈运动时肾血流量可下降至安静时的 50%。如果在运动后取仰卧位，肾血流量可在 1 小时内恢复正常。当剧烈运动开始时水分从血液内外移到活动的肌细胞中，导致血液浓度增高（高渗性）出现口干现象。但经长期训练后，血容量不减少，相反还会增加。这种变化也能对偏瘫患者产生相同的效应。

8. 其他作用

运动可使血液温度增高、血流增快、红细胞相对增多，从而有利于改善患者的血液循环。运动可提高患者的抗病能力，减轻焦虑、消除压抑，提高患者对生活的信心。运动还可产生各种代偿功能，弥补肢体功能的不足。

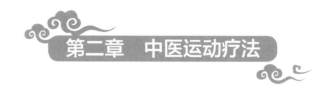

第二章　中医运动疗法

第一节　中医运动疗法的特点

一、整体疗法

1. 四肢百骸、五脏六腑相互关联

中医运动疗法注重对人体姿势、运动和脏腑功能状态的整体性调整，即以某一脏腑、器官为主要调整目标的锻炼内容，也强调与人体整体功能的相关性。如八段锦中的"双手托天理三焦"，就是用双手上举的动作整体性地调节上、中、下三焦，而不是对某个单一脏腑功能的调节。

2. 形、气、神交相呼应

形体、呼吸运动与精神活动密切关联，三者相互配合、协调运用，也是中医运动疗法整体性的重要体现。锻炼中要求躯体的起降、屈伸，肢体的收放均要配合呼吸节律，并同步配合松静自然的意念活动。在连贯的形体运动控制过程中，既要感受身体张力变化等产生的"得气感"，更要"以意领气"，保持运动轨迹的流畅性。经过长期训练，即可达到练习时神态松静自然、姿势中正不偏、筋脉舒展放松、动作自然流畅的状态。这种训练对平衡及协调功能障碍者具有重要意义。

3. 天人相应

中医运动疗法注重人与环境因素的协调、统一。首先是个体与人文、社会、环境的和谐。健康的心态、良好的情绪，是锻炼过程中精神、形体放松及动作自然的基本前提；融洽的人际关系、良好的训练互动，则是坚持参与社区集体锻炼的基本保障。其次是人与自然环境的和谐。优美、安静的环境使人心旷神怡、精神放松；韵律优美、节奏适中的音乐不仅能使人精神愉悦，也是提示、引导初练者动作节拍，使其集中精力参与锻炼。

二、主动疗法

中医运动疗法是在专业人士指导下的自我身心锻炼，需要充分发挥个人的主观能动性，才能收到良好的效果。现代康复医学中同样极其重视患者的主动运动，强调主动运动在各种功能障碍康复治疗中的重要作用。这一观点和中医运动疗法的主旨不谋而合。

三、自然疗法

中医运动疗法的创编素材源于自然，如五禽戏就是模仿五种动物的姿势和动作而创编。另外，应用中医运动疗法的一项基本原则即是"顺乎自然"。真正理解了各种中医运动疗法的精髓，则无强制勉强之苦，锻炼过程也是一种轻松愉快、充满乐趣的享受。而且，中医运动疗法的锻炼方法多种多样，可依自然条件灵活掌握，因时、因地、因人制宜，随时随地可练。只要练功得法，循序渐进，持之以恒，不仅可以充分调动人体自身的调节能力，防治各种功能障碍，还能大大节省医疗资源，同时免除医源性和药源性疾病。

第二节　中医运动疗法的作用

中医运动疗法主要是通过增强人体的自身调节功能及稳态机制，以改善人体整体功能状态，全面提高人体整体的身体素质。康复专业人员可结合残疾人的功能障碍有针对性地指导其应用中医运动疗法进行康复治疗，使中医运动疗法在残疾的三级预防中均能发挥重要作用。

1. 残疾一级预防

中医运动疗法通过各种训练方法锻炼人的精气神，精气神代表了人体正气，是人之三宝。通过训练，可使精充、气足、神旺，阴阳调和，气血流畅，增强人体正气，"正气存内，邪不可干"，从而增强人体的抗病能力，避免疾病和各种损伤的发生，可益寿延年。

2. 残疾二级预防

疾病和损伤发生后，采用相应的中医运动疗法可调整肌张力，纠正异常姿势，预防关节挛缩、变形，增强肌力和肌耐力，提高平衡功能和运动协调性，预防运动系统残疾；同时，应用中医运动疗法还能够缓解疼痛，改善呼吸及循环系统功能，改善情绪，缓解压力，提高认知功能。

3. 残疾三级预防

偏瘫、痿病、痹病、颈椎病、截瘫、骨折、伤筋等均伴有不同程度的肢体功能障碍。残疾发生后，要积极应用中医运动疗法，加强局部或全身的运动锻炼，疏通经络，调和气血，强筋壮骨，以促进肢体功能恢复，减轻残疾程度。另外，传统运动疗法作为我国民众喜闻乐见的活动形式，具有广泛的群众基础。在社区康复中，将中医运动疗法的有关训练要领融入日常生活活动中，可以提高训练者的活动能力；若以集体形式开展中医运动疗法的训练，还能寓练于乐，成为社交活动的一种形式，对于帮助残疾人回归社会具有重要意义。

第三节　中医运动疗法的注意事项

一、练功前

（1）摘除帽子、眼镜、手表等佩饰物，衣服应宽松合体，色泽柔和，布料柔软。

（2）练功前可做一些放松关节的活动，以利气血运行。如感觉疲劳不适等可稍事休息，或先行自我拍打按摩；如有较明显的局部疼痛不适等症状影响练功，可先采取一些对症治疗措施，待症状缓解后再开始练功。

（3）过饥过饱不宜练功，以免胃肠不适。练功前排大、小便，练功过程中也不可久忍二便，否则可引起腹胀不适等症状，影响入静。练功前可饮适量温开水，有助于气血运行。

（4）保持情绪稳定。练功前半小时，应停止体育和文娱活动，使情绪安定。在大怒、大喜、烦恼或过于兴奋时，不宜立即练功，否则一系列心理和生理的不良反应可影响康复治疗效果，甚则导致精神及形体的损害。

（5）选择整洁、幽静的环境练功。不论室内、室外，均宜光线柔和，空气流通，但应避免在风口练功。注意保暖，防感风寒。一般而言，在依山傍水的树林边练功最佳。选择练功设施时应注意床、椅、铺、垫的高低，硬软要适宜。

二、练功时

练功时要注意基本要领的把握，只有正确把握练功要领才能达到康复治疗效果。练功要领可简要概括为以下几点。

（1）松静自然，动静兼练。"松"指精神和形体两方面的放松，"静"指思想和情绪上的安静。唯有以自然为法、以舒适为度，才能消除心理紧张，达到形体充分放松，促进思想入静。所以无论意守、呼吸、姿势、动作，都要轻松自然，切忌执着意守、蛮用拙劲，这样才能达到气血通畅、五志舒和、保精养神的目的。

（2）恬淡虚无，神气内敛。即宁静淡泊，高度入静。为避免内外干扰，还须将神气内敛、精神内守，即五官感觉内敛，不使意念散乱外驰。这是调心炼意的基本要领，也与调息调身相互为用。

（3）松而不懈，紧而不僵。调身以放松为主，但也要维持一定的肌紧张，两者相辅相成，才能保持姿势动作的准确、优美。同时，松不等于松懈无力，紧也不是死板僵硬，而是指在练功过程中始终都在松与紧的交替变换与灵活调整中。

（4）悬顶收颏，含胸拔背。悬顶即似有物顶于头上，或百会穴似系一线，虚悬空中，使头容正直，神气贯顶。收颏即下颏微微内收，以便脊柱伸直，头身上下一致。含胸拔背亦指要使身躯中正不倚，胸略内含，使气沉于丹田；脊背挺拔，则气贴于背，任督二脉阴阳交通，四肢平衡协调，力能由脊而发，达于四末，运转灵活，上下一体。

（5）松腰敛臀，膝曲足平。松腰即腰腹皆松，才能气沉丹田；敛臀是两臀微微内收，使脊椎节节松开，以意贯通，上下顺直，才能"神气贯顶""力达四末"。膝曲是外有微曲松开之形，内有如提如挺之意，曲中求直才能轻灵稳健。足为人体之"根"，足平则下盘稳固，如"大树生根""足心吸地"，于是力由足发，推动膝转，催动腰胯。

（6）内外相合，上下相随。"内"指神，指意念；"外"指形，指形体。内外相合即神形合一，动作蕴神而有力。上下相随指以腰为轴，上体虚灵，下体充实，手动、腰动、足动、眼神亦随之动。故内外相合，上下相随，即是要求意、气、形、神、劲、势贯穿一气，浑然一体。

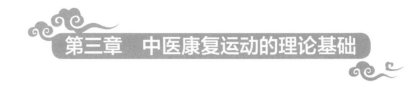

第三章　中医康复运动的理论基础

第一节　整体观

整体观是中医学的重要内容和指导思想，蕴涵着丰富的哲学内涵，具有哲理性、层次性、关联性、恒动性和广泛性，是建立在"天人合一"思想基础上的思维方式。整体观源于中国古代哲学的万物同源异构和普遍联系思想，体现在人们观察、分析和认识生命、健康和疾病等问题时，注重人体的完整性及人与自然、社会、环境之间的统一性和联系，贯穿于生理、病理、诊法、辨证、养生、防治等各个方面。

一、"天人合一"的整体观

1. 生命活动的整体观

中医学以人为中心，从人与自然、社会的关系去探讨人的生命过程，认识健康和疾病的问题，整体思维是中医思维的灵魂。

（1）中医学把人的生命看作一个整体，把生命活动作为一个整体运动变化的过程来认识。中医学认为，人体是以五脏为中心，通过经络系统"内联脏腑，外络肢节"的作用，把六腑、五官、九窍、四肢百骸等全身组织器官联络成一个有机整体，在精、气、血、津、液等生命物质的作用下，完成机体统一的生命活动。所以，人体各个组成部分之间，在结构上不可分割，在功能上相互协调、互为补充，在病理上则相互影响。在分析人体生命活动时，依据"视其外应，以知其内脏"（《灵枢·本脏》），即司外揣内、以表知里的观察方法，通过外在之"象"测知体内脏腑气机的运动状态，也体现了生命活动的整体统一性。人体内部的气血阴阳变化与外在表现的"象"是整体的、联系的、统一的，"象"能够动态地、客观地反映人体内部功能的状态，即所谓"有诸内必形诸外"。

（2）中医学的整体观除了强调人体自身的整体性，还注重人与外界环境的统一性。中医学在"天人合一"思想的影响下，提出了"人与天地相参"（《素问·咳论》）、"人以天地之气生，四时之法成"（《素问·宝命全形论》）等观点。中医学的整体观强调生命的自然本质，人与自然界同源，有共同的运动规律，人的生命活动与时令气候、昼夜晨昏、地土方宜等自然规律密切相关，当自然环境发生变化，人体也将随之发生变化。另外，人是社会的人，社会环境的优劣与人的身心健康和疾病的发生有着密切的关系。所以，在"人与社会统一"的整体观指导下，中医诊治疾病、养生保健也十分重视社会因素，强调对医学的研究应"上知天文，下知地理，中知人事"。

2. 察病辨证的整体观

由于人体五脏六腑、四肢百骸、肌肤孔窍等组织器官在生理、病理上的相互联系和相互影响，决定了中医在辨证诊断时通过诊察疾病显现于外的各种症状和体征，判断其内在脏腑的病变，推测疾病的病因、病位、病性、病势，从而做出病机概括与病证诊断。所以，"司外揣内""以表知里"是中医辨证诊断的原理，其理论依据即是整体观念。

（1）整体察病。疾病的发生是机体整体失去协调平衡，机体内外环境不能维持和谐统一的结果。局部病变是全身脏腑、气血、阴阳失调的反应，局部病变又可影响全身。因此，对疾病的诊察，不能孤立地看待每一个症状和体征，不能只看到局部的病痛，而应从整体上进行多方面的考察，广泛而详细地获取临床资料，全面分析病情。除了观察机体全身与局部的变化，还要从"天人合一"的整体观出发，既要重视自然环境对疾病形成与病理特点的影响，也要考虑社会因素对疾病发生的影响。所以整体审察疾病，要做到全面分析、综合判断，既不能只注意当前的、局部的、明显的病理改变，而忽视了疾病的整体发展趋势；也不能只分析机体内部的病理变化，而不顾及机体所处的时、地、人综合因素的影响。只有从疾病的前因后果、症状表现、演变趋势上综合考虑，才达到整体察病的要求。

（2）四诊合参。四诊合参的中医诊法也体现了整体观念。望、闻、问、切四诊是从不同的角度来检查病情和收集临床资料，各有特定的意义，不能互相取代，也不能重此轻彼，只有相互补充，对比启发，才能全面、系统地汇集临床资料。辨证思考时，要将四诊获得的资料综合分析，整体考虑，审证求因，探求病机。一般而言，通过四诊所收集的症状、体征，其临床意义是一致的，如颧红、盗汗、五心烦热、舌红少津、脉象细数均反映阴虚内热。但在某些特殊情况下，临床表现复杂多样。寒热虚实真假难辨。对于"大实有羸状""至虚有盛候""热深厥亦深"等复杂病情，更需从整体出发，四诊合参，综合分析，去伪存真，方能做出正确判断。

3. 治疗的整体观

中医学不仅从整体上探索人体生命活动规律、分析疾病的发生发展变化规律，而且用整体统一的思维方式对病证采取相应的治疗调节。中医治病要从人体自身整体性和人与环境的统一性出发，在整体观指导下，全面衡量，拟定综合的治疗方案。

（1）中医辨证治疗的全过程，实质上就是整体观念的集中体现。中医临床辨证，通常以脏经络辨证确定病变部位，八纲辨证确定病变性质，气血津液辨证审察基础物质的盈亏与通滞，多种辨证方法综合运用，最后审证求机，将病因、病位、病性、病势融为一体，从各个方面揭示病变的本质，为确立治疗方案、处方用药提供明确的依据。中医临床立法也是从整体出发，抓住反映疾病当前阶段的主要病机，以证为轴心来确定。中医学所强调的治病求本，就是根据病证特点，针对病机进行治疗，以减轻或纠正病理状态，恢复或重建机体整体的、动态的平衡作为治疗的基本宗旨。

（2）中医临床治疗决策思维是建立在整体观基础上的。人体是一个有机整体，局部和整体之间保持着相互协调、相互制约的关系。治病也须着眼于全局，注意对整体的调节，避免"头痛医头""脚痛医脚"的简单思维。要把握好整体与局部的统一，善于把局部治疗与整体治疗有机结合。另外，人作为活体的、与自然和社会紧密联系的、有情志活动的整体状态的人，治病就要因人、因地、因时制宜，要形神兼顾。具体治法的确定，也须注意把握机体内部整体联系和矛盾对立面相互制约、相互转化的关系，来决定控制病情的有效方法。如根据脏腑之间的整体联系确立的脏病治腑、腑病治脏、培土生金、滋水涵木等治法，根据阴阳气血的互相依存、制约关系确定的阳中求阴、阴中求阳、行气活血、补气摄血、补气生血等治法。

（3）治疗方剂的系统性是整体观的又一体现。中医临床治疗疾病，不仅强调理、法、方、药的整体一致性，也重视方剂内部的系统性。中医治病通常是以方剂的整体功效作为实现调节全身的主要手段。方剂本身是一个具有整体功能的小系统，药物之间存在着相须、相使等七情关系，方剂的结构取决于药物之间的君、臣、佐、使配伍变化。整个方剂的功效不等于各味药的功效机械相加，而是方剂的配伍结构与剂量、剂型等方面的有机统一。所以改变方中的药物组成，整个方剂的功效将发生改变；组成不变，而剂量、剂型、煎法、服法等条件不同，方剂的整体功效也将发生改变。

（4）中医整观强调形神统一，与现代生物—心理—社会医学模式有相通之处。人作为生理与心理统一的整体，躯体损害与精神损害往往重叠发生，大多数神经官能症和部分精神疾病与心理因素存在密切关系，许多躯体疾病的发病也和精神因素有关。因此，临床治疗决策必须坚持心身统一的原则，使躯体治疗和精神治疗有机结合起来，互相促进，提高疗效。

二、整体观在中医康复中的运用

中医传统康复技能从整体观出发，强调整体康复，因此决定了它的技术方法不是单一的，而是综合的康复技能。许多患者的功能障碍，是由多因素、多系统损害所致。面对这种复杂的功能障碍，单一的康复技能是无法解决的，只有综合应用各种康复技能才能取得较好的康复效果。

中国传统康复技能包括中药、针灸、推拿、气功、食疗等，在康复过程中，只要是能改善患者功能障碍的一切康复技术都可应用。在具体的康复方案中，应该掌握以下几个基本点。

（1）标本结合。即急则治其标，以缓解当前最主要的功能障碍为目的；缓则治其本，以消除病因、逆转病理状态、恢复患者身心功能，使其早日重返家庭、回归社会为目的。

（2）杂合而治。不同的中医康复技术对不同的功能障碍或不同时期的功能障碍有不同的康复效果。因此，康复工作者应灵活、综合应用药物、针灸、推拿以及传统运动疗法等各项技术，杂合而治，多方面结合，更快、更好地促进康复。

（3）被动与主动相结合。被动康复是指由医务人员所施行的康复方法，主动康复是指发挥患者自身的康复潜能。针灸、推拿、中药等为被动康复方法，而大多数传统康复技能都是通过养扶正气、发挥人体的主动康复能力，如气功、功能训练、安排合理的生活方式等。只有将主动康复与被动康复结合起来，才能达到最高水平的康复。

（4）治疗与调养相结合。传统康复技能强调"养"和"治"相结合、"必养必和，待其来复"的康复原则。不少传统康复技术（如灸法、传统运动疗法等）也都具有"养"和"治"的作用，以恢复体内正气，促进机体康复。

第二节　功能观

一、五脏功能

1. 心

（1）主血脉。心主血脉，即指心气推动血在脉中运行的作用。具体来说，包括主血和主脉两个方面。心主血的内涵有二，其一是心气推动血行。心气推动血行脉中，输送营养周流全身。心气充沛，心脏搏动有力，节律一致，血才能正常地输布全身，发挥其营养滋润作用。若心气不足，心搏无力，可导致血运行失常。其二是心有生血的作用，即所谓"奉心化赤"。主要指饮食水谷经脾胃之气的运化，化为水谷精微，水谷精微再化为营气和津液，营气和津液入脉，经心火（心阳）的作用，化为赤色的血，即《素问·经脉别论》所谓"浊气归心，淫精于脉"。因此，心有总司一身血的运行及生成的作用。若心阳虚衰，可致血的化生失常。

心主脉，是指心气有调控脉管的舒缩，维持脉道通畅的作用。脉为血之府，是容纳和运输血的通道。营气与血并行于脉中，故《灵枢·决气》说："壅遏营气，令无所避，是谓脉。"心与脉直接相连，形成一个整体。

心主血脉的功能是否正常，必须以心气充沛、心血充盈、脉道通利为基本条件。故《素问·痿论》说："心主身之血脉。"在正常情况下，心气充沛，脉道通利，血在脉中正常运行，周流不息，营养全身，从而表现为面色红润光泽、脉象和缓有力等征象。若心气亏虚，血运无力，则见面白无华、胸闷气短、舌淡脉弱等；若心脉瘀阻，血行不畅，则见面色青紫、胸闷胸痛、舌质紫暗、脉象细涩等。

（2）主神明。心主神明，是指心具有主宰五脏六腑、形体官窍等的生命活动和主司意识、思维、情志等精神活动的功能。《素问·灵兰秘典论》说："心者，君主之官也，神明出焉。"

人体之神，有广义与狭义之分。广义之神，是整个人体生命活动的主宰和总体现；狭义之神，是指人的意识、思维、情志等精神活动。

人体的脏腑、经络、形体、官窍，各有不同的生理功能，但它们都必须在心神的主宰和调节下分工合作，共同完成整体生命活动。心神正常，则人体各脏腑的功能互相协调，彼此合作，全身安泰。神能调气御精，调节血和津液的运行输布，而精藏于脏腑之中而为脏腑之精，脏腑之精所化之气为脏腑之气，脏腑之气推动和调控脏腑的功能。因此，心神通过驾驭协调各脏腑之气以达到调控各脏腑功能之目的。《灵枢·本神》言："所以任物者谓之心。"也就是说心还对外界的各种事物和刺激做出反应，进行意识、思维、情感等活动。由于心藏神，为精神之所舍，故《灵枢·邪客》称心为"五脏六腑之大主"。

心的主血脉与主神明功能是密切相关的。血是神志活动的物质基础。《灵枢·营卫生会》说："血者，神气也。"心血充足，则能化神养神，而使心神灵敏不惑；而心神清明，则能驭气以调控心血的运行，濡养全身脏腑、形体、官窍及心脉自身。若心血不足，心神失养，可见精神恍惚、思维迟钝、心悸、失眠等。

2.肺

（1）主气，司呼吸。肺主气，首见于《素问·五脏生成篇》，曰："诸气者，皆属于肺。"肺主气，包括主呼吸之气和主一身之气两个方面。

主呼吸之气。肺主呼吸之气是指肺具有吸入自然界清气，呼出体内浊气的生理功能。肺是气体交换的场所，通过肺的呼吸作用，不断吸进清气，排出浊气，吐故纳新，实现机体与外界环境之间的气体交换，以维持人体的生命活动。《素问·阴阳应象大论》说："天气通于肺。"

主一身之气。肺主一身之气是指肺有主司一身之气的生成和运行。《素问·六节藏象论》说："肺者，气之本。"肺主一身之气，包括与气的生成和气机调节两个方面。一是肺与宗气的生成有关。一身之气主要由先天之气和后天之气构成。宗气属后天之气，由肺吸入的自然界清气，与脾胃运化的水谷精微所化生的谷气相结合而成。肺的呼吸功能健全与否，不仅影响着宗气的生成与否，也影响着一身之气的盛衰。二是肺对全身气机的调节作用。肺有节律的呼吸，对全身之气的升降出入运动起着重要的调节作用。

肺主一身之气和呼吸之气，实际上都基于肺的呼吸功能。如果肺的呼吸功能失常，不仅影响宗气的生成及一身之气的生成，导致一身之气不足，出现少气不足以息、声低气怯、肢倦乏力等"气虚"表现，还会影响一身之气的运行，导致各脏腑经络之气的升降出入运动失调。若肺的呼吸功能失常，则清气不能吸，浊气不能出，出现胸闷、气喘、呼吸困难，甚则呼吸停息，导致生命终结。

（2）主宣降。肺主宣降，是指肺气具有向上、向外宣发与向内、向下肃降的生理功能。包括肺主宣发与肺主肃降两个方面。

肺主宣发：一是将脾转输的水谷精微上输头面官窍，外达皮毛肌腠；二是宣发卫气以温养脏腑组织，司腠理开合，排泄汗液。若外感风寒，可致肺失宣发，则致气机不畅，胸闷喘咳；卫气被郁遏，腠理闭塞，可致恶寒无汗；津液内停，可变为痰饮，阻塞气道，则喘咳不得卧。

肺主肃降：一是将脾转输的水谷精微向下、向内布散；二是将人体津液下输于膀胱，以供脏腑气化之用。若肺失肃降，则可出现咳喘气逆或小便不利等。

肺气的宣发与肃降，是相互制约、相互为用的两个方面。宣发与肃降协调，则水谷精微得以正常输布，即所谓"水精四布，五经并行"。若宣发与肃降失调，则见水谷精微运行障碍。一般而言，外邪侵袭，多影响肺气的宣发，出现以肺气不宣为主的病证；内伤及肺，多影响肺气的肃降，导致肺失肃降为主的病证。宣发与肃降失常常常相互影响，同时并见。如外感风寒，首先导致肺失宣发，出现胸闷鼻塞、恶寒发热、无汗等症；同时也可引起肺失肃降，见咳嗽、咳痰、喘息气急等。

（3）主行水。肺主行水，是指肺气的宣发肃降对全身水液的输布、运行和排泄具有疏通和调节功能。《素问·经脉别论》称为"通调水道"。肺主行水主要体现在两个方面：一是通过肺气的宣发运动，将脾气转输至肺的津液向上、向外布散，并在卫气的作用下化为汗液，以润泽肌肤皮毛；二是通过肺气的肃降运动，将脾气转输至肺的水液，通过三焦，下输膀胱，以供脏腑气化之用。

肺为华盖，在五脏六腑中位置最高，参与全身水液的布散与外泄，故称"肺为水之上源"。各种外邪或内伤因素袭肺，影响肺的宣发或肃降功能，致使水液输布、外泄失常，而出现无汗、尿少、痰饮、水肿等，临床上可用"宣肺利水"和"降气利水"的方法治疗。如《黄帝内经》所谓"开鬼门"之法，古人喻之为"提壶揭盖"，清代徐大椿在《医学源流论》中称之为"开上源以利下流"。

（4）朝百脉，主治节。肺朝百脉，是指肺气具有助心行血至全身的生理功能。全身的血脉均统属于心，心气是血运的基本动力。而血的运行，又赖于肺气的推动和调节。肺吸入的自然界清气与脾胃运化而来的水谷精微相互结合，生成宗气，而宗气有"贯心脉"以推动血运的作用。肺气充沛，宗气旺盛，气机调畅，则血运正常。若肺气虚弱或壅塞，不能助心行血，则可导致血行不畅，甚至血脉瘀滞，出现心悸、胸闷、唇青舌紫等；反之，心气虚衰或心阳不振，血行不畅，也能影响肺气的宣通，出现咳嗽、气喘等。

肺主治节，是指肺有辅佐心脏对全身进行治理和调节的作用。《素问·灵兰秘典论》曰："肺者，相傅之官，治节出焉。"其功能主要表现在四个方面：一是治理调节呼吸运动；二是调理全身气机；三是治理调节血的运行；四是治理调节津液的输布与排泄。肺主治节，实际上是对肺的主要生理功能的高度概括。

3.脾

（1）主运化。脾主运化，是指脾具有把饮食水谷转化为水谷精微，并把水谷精微转输到全身各脏腑组织的生理功能。包括运化水谷与运化水液两个方面。

运化水谷：是指脾气促进食物的消化和吸收并转输其精微的功能。食物经胃的受纳腐熟，被初步消化后变为食糜，下传于小肠进一步消化。食物的消化虽在胃和小肠中进行，但必须经脾气的推动、激发作用，食物才能被消化。由胃传入小肠的食糜，在脾气的作用下进一步消化后分为清、浊两部分。其精微部分，经脾气的激发作用由小肠吸收，再由脾气的转输作用输送到其他脏腑，分别化为气血，内养五脏六腑，外养四肢百骸、皮毛筋肉。因此，脾气的运化功能健全，则能为化生气血等提供充足的养料，脏腑、经络、四肢百骸及筋肉皮毛等组织就能得到充足的营养而发挥正常的生理功能。若脾气的运化功能减退，称为脾失健运，则会影响食物的消化和水谷精微的吸收而出现腹胀、便溏、食欲不振，以致倦怠、消瘦等气血生化不足的病变。

运化水液：是指脾气对津液的吸收、转输、布散的功能。一是体内的津液，经脾气的转输作用上输于肺，再由肺气的宣发肃降运动输布于全身；二是代谢后的水液，在脾气的转输作用下，上行下达，在肺、肾的气化作用下形成汗、尿等排出体外，从而维持了水液代谢的平衡。若脾气运化水液的功能失常，可导致水湿痰饮等病理产物形成，故《素问·至真要大论》说："诸湿肿满，皆属于脾。"

运化水谷和运化水液是同时进行的。水谷是人类出生后所需营养的主要来源，是生成精、气、血、津液的主要物质基础，而水谷的消化及其精微的吸收、转输都由脾所主，脾气不但将饮食物化为水谷精微，为化生精、气、血、津液提供充足的原料，而且能将水谷精微吸收并转输至全身，以营养五脏六腑、四肢百骸，使其发挥正常功能，并能充养先天之精，促进人体的生长发育。脾是维持人体生命活动的根本，故称脾为"后天之本""气血生化之源"。

（2）主升举。脾主升举，是指脾气具有升输精微和升提脏器的作用。一是升输精微。通过脾气的作用，将水谷精微上输于心肺和头面，经心、肺化为气血而输布全身，而到达头面部的水谷精微则可滋养面部清窍，维持其生理功能；二是升提脏器，防止下垂。即脾气还对内脏起升托作用，使其恒定在相应位置。

就脾主升清与胃主降浊而言，两者相互为用、相辅相成。正如清代医家叶天士在《临证指南医案·脾胃门》中所说："脾宜升则健，胃宜降则和。"脾胃之气升降协调，共同完成饮食水谷的消化和水谷精微的吸收、转输。若脾气虚弱而不能升清，浊气亦不得下降，则上不得精微之滋养而见头目眩晕、精神疲惫，中有浊气停滞而见腹胀满闷，下有精微下注而见便溏、泄泻。正如《素问·阴阳应象大论》所说："清气在下，则生飧泄；浊气在上，则生䐜胀。"

（3）主统血。脾主统血，是指脾气具有统摄控制血在脉中正常运行而不逸出脉外的功能。脾气统摄血的功能，实际上是气的固摄作用的体现。脾气是一身之气分布到脾脏的部分，一身之气充足，脾气必然充盛；而脾气健运，一身之气自然充足。气足则能摄血，故脾统血与气摄血是统一的。脾气健旺，运化正常，气生有源，气足而固摄作用健全，则血行脉中而不逸出脉外。若脾气虚弱，运化无力，气生无源，气衰而固摄作用减退，导致出血，如便血、尿血、崩漏及肌衄等，称为脾不统血。

4. 肝

（1）主疏泄。肝主疏泄，是指肝气具有疏通发泄全身精、气、血、津、液，并维持其宣泄畅达的作用。肝主疏泄的中心环节是调畅气机。肝气的疏泄功能正常发挥，则气机调畅，气血和调，经络通利，脏腑、形体、官窍等的功能活动也稳定有序。

肝气的疏泄功能失常，称为肝失疏泄。根据其所致病证的不同表现，可分为两个方面：一是肝气郁结，疏泄失职。多因情志抑郁，郁怒伤肝而致。临床多见闷闷不乐，悲忧欲哭，胸胁、两乳或少腹等部位胀痛不舒等症。二是肝气亢逆，疏泄太过。多因暴怒伤肝或气郁日久化火所致。临床表现为急躁易怒，失眠头痛，面红目赤，胸胁、乳房走窜胀痛，或血随气逆而见吐血、咯血，甚则突然昏厥。

肝主疏泄，调畅全身气机的生理作用，主要表现在以下五个方面。

一是调畅血行津布。血的运行和津液的输布代谢，有赖于气机的调畅。气能运血行津，气行则血行津布，肝气的疏泄作用能促进血的运行和津液的输布代谢，使之畅达而无瘀滞。若肝气疏泄功能失常，气机郁结，亦会导致血行瘀滞、津液的输布代谢障碍，形成水湿痰饮等病理产物，出现癥积、肿块、水肿、痰核等。

二是调畅脾胃之气的升降。脾气以升为健，胃气以降为和。肝气疏泄，调畅气机，有助于脾胃之气的升降，从而促进食物的消化、水谷精微的吸收和糟粕的排泄。若肝疏泄功能失常，可影响脾气升清，导致脾失健运，出现腹胀、腹痛、腹泻等，此为肝脾不和或肝气乘脾；也可影响胃气降浊，导致胃失通降，出现纳呆、脘痞，或嗳气、呕吐、便秘等，此为肝胃不和或肝气犯胃。

三是调节胆汁的分泌排泄。胆汁乃肝之余气所化，其分泌和排泄受肝气疏泄功能的影响。肝气的疏泄功能正常，全身气机调畅，胆汁则能正常分泌与排泄。若肝气郁结，肝失疏泄，则胆汁分泌与排泄异常，影响饮食物的消化吸收，出现厌食油腻、腹胀、腹痛等；胆汁郁滞日久，则易生结石，出现胁痛、黄疸等。若肝气上逆，则可致胆汁上逆，出现口苦、泛吐苦水等。

四是调畅情志。正常的情志活动以气机调畅、气血调和为重要条件。肝气的疏泄功能正常，则气机调畅，气血和调，心情舒畅，情志活动正常；若肝气疏泄失职，肝气郁结，可见心情抑郁不乐、悲忧善虑；若肝气郁而化火，或大怒伤肝，肝气上逆，常见性情急躁、亢奋易怒等。由于情志异常与肝失疏泄关系密切，故治疗情志病时应着重调理肝气，如赵献可《医贯·郁病论》说："予以一方治其木郁，而诸郁皆因而愈。一方者何？逍遥散是也。"

五是调畅生殖功能。男子的排精、女子的月经来潮等，皆与肝气疏泄密切相关。男子精液的贮藏与排泄，是肝、肾二脏之气的闭藏与疏泄作用相互协调的结果。肝气的疏泄功能发挥正常，则精液排泄通畅有度；肝失疏泄，则排精不畅而致精瘀；若肝火亢盛，疏泄太过，则见多梦、遗精等。

女子月经定期来潮，也是肝气疏泄和肾气闭藏功能相互协调的体现，其中肝气疏泄尤为重要。肝的疏泄功能正常，则月经周期正常，经行通畅；若肝失疏泄，气机失调，则见月经周期紊乱、经行不畅，甚或痛经。治疗此类病证，常以疏肝为第一要法。由于肝气的疏泄功能对女子的生殖功能尤为重要，故有"女子以肝为先天"之说。

（2）主藏血。肝主藏血，是指肝具有贮藏血液、调节血量和防止出血的功能。

第一，贮藏血液。肝藏血，有"血海"之称。其生理意义有三个方面：其一是濡养肝及筋目。肝贮藏充足之血，可濡养肝脏及其形体官窍，使其发挥正常的生理功能。如肝血不足，不能濡养眼目，则两目干涩昏花或为夜盲；若不能濡养筋脉，则筋脉拘急、肢体麻木、屈伸不利。其二是为经血生成之源。肝贮藏充足之血，为女子月经来潮的重要保证。女子以血为本，肝藏血充足，冲脉充盛，则月经按时来潮；若肝血不足时，可见月经量少，甚则闭经。其三是化生和涵养肝气。肝贮藏充足之血，化生和涵养肝气，使之冲和畅达，发挥其正常的疏泄功能，防止疏泄太过而亢逆。

第二，调节血量。在正常情况下，人体各部分的血量是相对恒定的。当机体活动剧烈或情绪激动时，肝的疏泄作用可将所藏之血向外输布，以供机体之需；当人安静或情绪稳定时，肢体经脉之血减少，血归肝藏。《素问·五脏生成》说："人卧血归于肝。"王冰注解说："肝藏血，心行之，人动则血运于诸经，人静则血归于肝脏。何者？肝主血海故也。"

第三，防止出血。肝为罢极之本，具有调节气血运行、通畅中和的作用，且肝阴充足，肝阳被涵，阴阳协调，则能发挥内收功能而防止出血。肝藏血功能失职，常可引起出血或血瘀两种情况。其一是肝气虚弱，收摄无力，或肝气郁结，气滞不畅，则藏血太过，气血瘀滞，而见月经后延、量少色暗，或见腹痛症积；其二是肝火亢盛，或阴虚阳亢，热迫血行，血不得藏，则见吐血、衄血、月经过多或崩漏等出血病证。

肝主疏泄，其用属阳，又主藏血，其体属阴，故有"肝体阴而用阳"之说。肝的疏泄和藏血是相反相成、相互为用的。疏泄功能正常，气机调畅，血运通达，防止血行郁滞；而藏血正常，则发挥血的濡养作用，不使肝气亢逆，才能保持全身气机疏通畅达。

5. 肾

（1）主藏精。肾藏精，是指肾具有贮存、封藏精的作用。故《素问·六节藏象论》说："肾者，主蛰，封藏之本，精之处也。"精得藏于肾而不无故流失，是其发挥生理效应的重要条件。

肾精的构成，是以先天之精为基础，并得后天之精的充养气化而成。肾精可化为肾气，是肾生理活动的物质基础和动力来源。肾精的生理作用，主要体现在以下两个方面。

一是主生长发育和生殖。肾藏精，精化气，肾精足则肾气充，肾精亏则肾气衰。人体生、长、壮、老的生命过程，都取决于肾精及肾气的盛衰，并从"齿、骨、发"的变化体现出来。人体生殖器官的发育、性功能的成熟与维持，以及生殖能力等都与肾精及肾气盛衰密切相关。随着肾精及肾气的不断充盈，天癸随之产生。天癸，是肾精及肾气充盈到一定程度产生的，具有促进人体生殖器官的发育成熟和维持人体生殖功能作用的物质。天癸来至，女子月经来潮，男子定期排精。若肾精及肾气不足时，则表现为小儿生长发育不良，出现五迟（立迟、语迟、行迟、发迟、齿迟）、五软（头软、项软、口软、手足软、肌肉软）；在成人则表现为早衰、不孕、不育等。临床上防治生长发育迟缓、生殖功能低下或一些原发性不孕症，以及优生优育、养生保健、防止衰老等，都应从补养肾精、肾气入手，进行调理。

　　二是肾为脏腑阴阳之本。肾中精气对先天脏腑的生成和后天脏腑的功能发挥具有重要的促进作用。肾气由肾精所化，分为肾阴、肾阳两部分。肾阴，又称元阴、真阴，具有凉润、宁静、濡养等作用；肾阳，又称元阳、真阳，具有温煦、推动、兴奋等作用。肾阴与肾阳对立统一，协调共济，则肾气冲和畅达。

　　肾阳为脏腑阳气之本，能推动和激发脏腑经络的各种功能，温煦全身脏腑、形体、官窍。肾阳充盛，脏腑、形体、官窍得以温煦，各种功能旺盛，精神振奋。若肾阳虚衰，温煦、推动等功能减退，则脏腑功能减退，精神不振，发为虚寒性病证。

　　肾阴为脏腑阴气之源，能宁静和抑制脏腑的各种功能，濡润全身脏腑、形体、官窍。肾阴充足，脏腑、形体、官窍得以濡润，其功能活动得以调控而不亢奋，精神内守。若肾阴不足，抑制、宁静、濡润等功能减退，则脏腑功能虚性亢奋，精神虚性躁动，发为虚热性病证。

　　肾阴、肾阳又称为"五脏阴阳之本"。生理上，肾之阴阳与他脏之阴阳之间，存在着相互资助和相互为用的关系。在病理变化过程中，肾之阴阳与他脏阴阳之间又可相互影响。他脏阴阳不足，日久则会累及肾阴、肾阳，故有"久病及肾"之说。

　　（2）主水。肾主水，是指肾具有主司和调节全身水液代谢的功能。《素问·逆调论》说："肾者水藏，主津液。"水液的输布和排泄是一个十分复杂的生理过程。肾主水的作用，主要体现在以下两个方面。

　　一是肾气促进各脏腑的气化作用。水液的生成、输布与排泄，是在肺、脾、肾、三焦等脏腑气化的共同参与下完成的。肾为脏腑之本，肾中阳气对水液代谢过程中各脏腑的气化功能，具有促进和调节作用。肾的气化调控作用失常，可影响津液的输布、排泄，出现各种病证。故《素问·水热穴论》说："肾者，胃之关也，关门不利，故聚水而从其类也，上下溢于皮肤，故为胕肿。胕肿者，聚水而生病也。"

　　二是肾气调节津液贮藏与尿液排泄。人体水液在脾胃运化作用下，化为津液，经肺之通调和三焦水道作用而下输于膀胱，在肾气的蒸化作用下，化生津液，供脏腑组织所需；余者则化为尿液排出体外。肾气的气化功能正常，则膀胱开合有度，尿液生成和排泄正常。若肾阳虚衰，津液不化，可致尿少、水肿；肾气虚衰，失其固摄，可见遗尿、尿失禁等。

　　（3）主纳气。肾主纳气，是指肾具有摄纳肺所吸入的自然界清气而保持呼吸深度的功能。人体的呼吸功能，主要由肺所主，其中呼气主要依赖肺气的宣发运动，吸气主要依赖肺气的肃降运动。但吸入的清气，由肺气的肃降下达于肾，必须再经肾气的摄纳潜藏，才能维持吸气的深度，防止呼吸表浅。故《难经·四难》说："呼出心与肺，吸入肾与肝。"清代医家林佩琴在《类证治裁·喘症论治》中说："肺为气之主，肾为气之根。肺主出气，肾主纳气。阴阳相交，呼吸乃和。若出纳升降失常，斯喘作焉。"

因此，无论是肾气虚衰，摄纳无权，气浮于上，还是肺气久虚，久病及肾，均可导致肾气的纳气功能失常。

肾的纳气功能，实际上是肾气的封藏作用在呼吸运动中的具体体现。肾气充沛，摄纳有权，则呼吸均匀和调。若肾精亏虚，肾气衰减，摄纳无力，肺吸入之清气不能下纳于肾，则会出现呼吸表浅或呼多吸少、动则气喘等，称为"肾不纳气"。

二、六腑功能

1. 胆

（1）主藏泄胆汁。胆藏泄胆汁，是指胆具有贮藏与排泄胆汁的作用。胆汁贮藏于胆，在肝气的疏泄作用下排泄而注入肠中，以促进饮食水谷的消化和吸收。若肝失疏泄，胆汁的分泌排泄受阻，就会影响脾胃的受纳腐熟和运化，出现厌食、纳呆、腹胀等。若湿热蕴结肝胆，以致肝失疏泄，胆汁外溢，浸渍肌肤，则发为黄疸，出现目黄、身黄、小便黄等。相对于肝气升发，胆气以下降为顺，若胆气不利，气机上逆，则可出现口苦、呕吐黄苦水等症状。

（2）主决断。胆主决断，是指胆具有判断事物、做出决定的作用。《素问·灵兰秘典论》说："胆者，中正之官，决断出焉。"胆的决断能力取决于胆气强弱，胆气强者，勇敢果断；胆气虚弱，则数谋虑而不决。临床上，肝胆气虚或心胆气虚者，多见易惊、善恐、胆怯，或优柔寡断等精神情志异常的病变。

2. 胃

（1）主受纳水谷。胃主受纳水谷，是指胃气具有接受和容纳饮食水谷的作用。饮食入口，由胃接受和容纳其中，故胃有"太仓""水谷之海"之称。由于机体气血津液的化生，都依赖于饮食水谷，故胃又有"水谷气血之海"之称。胃气的受纳水谷，既是其主腐熟的前提，也是食物消化吸收的基础。因此，胃气受纳水谷功能的强弱，可以通过食欲和饮食多少反映出来。

（2）主腐熟水谷。胃主腐熟水谷，是指胃气将食物初步消化，形成食糜的作用。水谷入胃，经胃气的磨化和气化作用，化为食糜，再经胃气通降作用，下传于小肠。

（3）主通降。胃主通降，是指胃气具有向下通降以下传水谷及糟粕的作用。胃气通降，主要体现于食物的消化和糟粕的排泄过程中：一是将食糜下传小肠；二是将食物残渣下移大肠；三是助大肠将粪便排出体外。胃失通降，则出现纳呆脘闷、胃脘胀满或疼痛、大便秘结等胃失和降之症。若胃气不降反而上逆，则出现恶心、呕吐、呃逆、嗳气等。

胃气下降与脾气上升相反相成。脾宜升则健，胃宜降则和，脾升胃降协调，共同促进食物的消化吸收。脾胃居中，为人体气机升降的枢纽。胃失和降，不仅影响六腑的通降，还影响全身气机的升降，从而出现各种病理变化。《素问·逆调论》有"胃不和则卧不安"之论。

3. 小肠

（1）主受盛化物。一是指小肠接受由胃腑下传的食糜而盛纳之，即受盛作用；二是指食糜在小肠内必须停留一定的时间，在脾气作用下，对其进一步消化，化为精微和糟粕两部分，即化物作用。小肠受盛化物功能失调，表现为腹胀、腹泻、便溏等。

（2）主泌别清浊。是指小肠具有将食糜进一步消化，而分为清浊两部分的功能。在小肠作用下，食糜进一步消化，随之分为清浊两部分：清者，即水谷精微，由小肠吸收，经脾气的转输作用输布全身；浊者，即和部分水液，经阑门传送到大肠而形成粪便。小肠泌别清浊的功能正常发挥，则水液和糟粕各走其道而二便正常。张介宾《类经·藏象类》说："小肠居胃之下，受盛胃中水谷而分清浊，水液由此而渗于前，糟粕由此而归于后，脾气化而上升，小肠化而下降，故曰化物出焉。"若小肠泌别清浊的功能失常，清浊不分，水液归于糟粕，就会导致水谷混杂而下，见便溏、泄泻等。临床上治疗泄泻采用"利小便以实大便"的方法，就是"小肠泌别清浊"理论在临床治疗中的应用。

（3）小肠主液。是指小肠具有吸收水液的功能。小肠吸收的水谷精微，由脾气转输到全身脏腑形体官窍。其中较清稀者上输于肺，经肺气的宣发肃降运动，布散于全身皮毛肌腠和内在脏腑，余者下达膀胱，以成气化之源。小肠实热，可出现小便短赤、涩痛，甚至尿血等。

4. 大肠

（1）主传化糟粕。是指大肠接受食物残渣，形成粪便，将粪便排出体外的作用。《素问·灵兰秘典论》说："大肠者，传导之官，变化出焉。"如大肠传导糟粕功能失常，则出现排便异常，如大便秘结或泄泻、便溏。若湿热蕴结大肠，大肠传导功能失常，还会出现腹痛、里急后重、下痢脓血等。

（2）大肠主津。是指大肠接受食物残渣，将其中的津液吸收，使之形成粪便。由于大肠参与体内的水液代谢，故曰"大肠主津"。大肠主津功能失常，则津液不得吸收，水与糟粕俱下，可出现腹痛肠鸣、泄泻便溏等；若大肠实热，消烁津液，或大肠津亏，肠道失润，又会导致大便秘结。

5. 膀胱

（1）贮藏水液。人体的津液通过肺、脾、肾等脏腑的作用，布散全身脏腑、形体、官窍，发挥其滋养濡润的作用，其余者则下归于膀胱。胃、小肠、大肠中的部分津液，由脾气散精后，经三焦渗入膀胱，成为津液之源，故《灵枢·本输》称膀胱为"津液之府"。《素问·灵兰秘典论》说："膀胱者，州都之官，津液藏焉。"汇聚于膀胱中的水液，经肾的蒸腾气化作用，其清者上输经三焦水道，重新参与津液代谢；浊者，出于膀胱为尿。

（2）排泄尿液。尿液的排泄，主要依赖于肾气推动和调节。肾气充足，则膀胱开合有度，尿液可及时排出体外。若肾气激发、固摄作用失常，膀胱开合失权，既可出现小便不利或癃闭，又可出现尿频、尿急、遗尿、小便失禁等。故《素问·宣明五气》说："膀胱不利为癃，不约为遗尿。"

6. 三焦

（1）运行水液。《素问·灵兰秘典论》说："三焦者，决渎之官，水道出焉。"三焦是全身水液上下输布运行的通道。全身水液的输布和排泄，是由肺、脾、肾等脏的协同作用而完成的，但必须以三焦为通道，才能升降出入运行。如果三焦水道不通利，则肺、脾、肾等脏的输布调节水液代谢的功能将难以实现，所以又把水液代谢的协调平衡作用称为"三焦气化"。三焦气化失常，水道不利，可导致津液的运行失调。正如《类经·藏象类》所说："上焦不治则水泛高原，中焦不治则水留中脘，下焦不治则水乱二便。三焦气治，则脉络通而水道利。"

（2）通行元气。《难经·六十六难》说："三焦者，原气之别使也。"《难经·三十八难》指出：三焦"有原气之别焉，主持诸气"。三焦是诸气上下运行之通路。肾精化生的元气，自下而上运行至胸中，布散于全身；胸中气海中的宗气，自上而下到达脐下，以资先天元气，皆以三焦为通路。

三焦的通行诸气和运行水液的功能，是相互关联的。水液的上下运行，全赖诸气的升降运动，而诸气又依附于津液而得以升降运行。因此，气运行的道路，必然是津液升降的通路，而津液升降的通路，也必然是气运行之通道。

第三节　辨证观

一、辨证观概述

1. 传统辨证观

从中医理论发展的历史进程看，辨证概念并不是偶然产生的，也不是某一代人单独的认识成果，它是我国古代医学工作者和疾病作斗争的长期实践和创造性思维劳动的成果。《五十二病方》中记载了内、外、妇、儿、五官等科的 103 个"病"名，虽然无"证"的记述，但已孕育着证候的胚芽。《黄帝内经》在诊断学上虽然仍沿用"病"的概念，但已开始向证候诊断的方向过渡，如《素问·至真要大论》的"治诸胜复，寒者热之，热者寒之，温者清之……"则较好地体现了辨证论治的思想。汉代张仲景在《内经》的基础上更有所发展，明确地提出"观其脉证，知犯何逆，随证治之"的证候理论与辨证论治精神。随着辨证理论的发展，证候作为一个特有的诊断学概念已逐步定形，同时，在伤寒六经辨证之后，后世又发展了各种辨证方法，如经络辨证、脏腑辨证、病因辨证、气血津液辨证、八纲辨证、卫气营血辨证、三焦辨证等，极大地丰富了中医辨证理论，在临床实践中指导中医治疗。

　　辨证论治，是中医临床学的特点，是中医认识疾病的基本原则。辨证是根据四诊所收集的病情资料，从症状和体征入手，通过分析、综合，辨别其属于何"证"，并以此作为治疗的依据。论治又称施治，即根据所辨出的"证"，拟定治疗原则和方法，施以相应的方药、针灸、按摩、汤浴等方法治疗。辨证是施治的前提和依据，施治是辨证的原则和方法。如果同一疾病出现不同的"证"，治疗原则和方法也就不同。如果不同的疾病，出现相同的证，治疗原则和方法也就可以相同。由此可见，中医运用辨证施治规律，不在于病的异同，而在于"证"的区别，相同的证，有相同的治法；不同的证，有不同的治法。这种针对疾病发展过程中不同质的矛盾用不同的方法去解决的指导思想，是辨证施治的精髓，也是中医学的特点所在。

　　2. 辨证观问题思考

　　辨证论治是中医学的基本特点之一，中医临床治疗的关键被认为在于辨"证"。但是，近年来在中医现代化（包括中西医结合）的理论和临床研究中，传统"证"概念的实际运用遇到了困难。首先是证候概念的完善和规范，包括三个方面的内容：证候概念的规范、证候命名的规范、证候诊断标准的规范。由于存在上述问题，中医有十个人辨证，因思考的角度、辨证方法的差异，对同一疾病、证的主次程度认识的不同可能得出十个不同辨证结论，严重干扰了对疾病的正确认识，即使辨证结论一致，但辨证命名也可能五花八门，如脾气不足、脾不健运、脾失健运、脾运失健、中州不运、中气不足等，使辨证结论不一致，从而使辨证的意义大打折扣。辨证并不是中医指导治疗的唯一指征，辨证只是部分地揭示疾病的本质，前文已经谈到，证是机体在疾病发展过程中的某一阶段的病理概括，只有把处于不同阶段的病与"证"相结合，才能更深刻地把握疾病某一阶段的病理变化的本质，从而给予有效的治疗。再次是辨证的微观化问题。近年来，随着中医实践的不断发展，许多疾病的发生发展并不表现出典型的"证"。"证"的症状有时全部显露，有时则部分显露而不易分辨，或还处于潜伏状态，到一定阶段才显现出来，于是便产生了所谓"无证可辨"的现象，使得中医治疗无从下手，而此时患者体内的变化已经存在。因此，涉及"宏观辨证"与"微观辨证"问题。

二、整体辨证观指导功能障碍康复

辨证论治是中医认识疾病和治疗疾病的基本原则，是中医学对疾病的一种特殊的研究和处理方法，也是中医学的基本特点之一。证是机体在疾病发展过程中的某一阶段的病理概括，包括病变的部位、原因、性质及邪正关系，反映出疾病发展过程中某一阶段的病理变化的本质，因此比症状更全面、更深刻、更正确地揭示了疾病的本质。所谓辨证，就是将四诊所收集的资料、症状和体征，通过分析、综合，辨清疾病的原因、性质、部位及邪正之间的关系，概括、判断为某种性质的证。论治，则是根据辨证的结果，确定相应的治疗方法。辨证是决定治疗的前提和依据，论治是治疗疾病的手段和方法。通过辨证论治的效果可以检验辨证论治的正确与否。辨证论治的过程，就是认识疾病和解决疾病的过程。辨证和论治是诊治疾病过程中将理论和实践相结合的体现，是理法方药在临床上的具体运用，是指导中医康复临床工作的基本原则。

中医对功能障碍的康复建立在既辨病又辨证的基础上。辨证首先着眼于功能障碍时中医证的分辨，然后才能实施正确的康复技术。例如血的功能障碍中的出血，可见头晕、心悸、汗出等脑窍、心神失养及气随血脱的症状，但由于出血有血热妄行、气不摄血等不同的证型，且不同脏腑功能对出血的反应不同，只有把出血所表现的"证"是属于血热还是属于气虚等辨别清楚，才能确定用清热凉血或补气摄血等中医康复方法给予适当的治疗。由此可见，辨证论治区别于见血治血、腹痛医腹的局部对症疗法。辨证论治作为指导临床康复技能应用的基本法则，主要表现在以下方面。

1. 标本缓急

所谓功能障碍的标本反映了疾病和功能障碍的本质与现象、原因与结果、原生与派生等几方面的矛盾关系。中医学在"标本缓急"理论中，已经触及主要矛盾和次要矛盾的关系问题。"本"，类似功能障碍的根本矛盾；"标"，类似被根本矛盾所规定和影响着的其他矛盾。在功能障碍存在的整个过程中，其根本矛盾的性质没有发生变化，但被根本矛盾所规定或由根本矛盾所派生的其他矛盾，却有的产生了，有的激化了，有的发展了。但是，治病必须抓住病的根本矛盾，即所谓"治病必求其本"。

2. 正治反治

在区分了功能障碍的标本、确定了治疗的主次先后之后，就要采取措施进行治疗，使阴阳的相对平衡得以恢复。总的治疗原则就是针对证候所反映的阴阳失调状况，采用纠正这种阴阳失调状况的治疗方法，如寒者热之、热者寒之、虚者补之、实者泻之。中医康复学把关于应用与证候性质相反的康复方法进行治疗称为正治，而把使用顺从病症的外在假象进行治疗的康复方法称为反治。

3. 异法方宜

中医康复学认为功能障碍的种类和患者的条件是复杂多样的。同一种功能障碍，由于地域、气候、季节、生活、环境、职业、体质等不同，康复方法应有所区别。功能障碍的康复既要考虑矛盾的普遍性，又要善于认识矛盾的特殊性，要具体问题具体分析，如《医门法律·申明〈内经〉法律》指出："凡治病不察五方风气，衣食居处各不相同，一概施治，药不中窍，医之过也。"中医"异法方宜"的治疗原则，确实蕴含着把事物的一般性和特殊性结合起来的辩证法思想。

4. 病治异同

病治异同，包括"同病异治"与"异病同治"两个方面，这体现了中医康复的灵活性。同一功能障碍，治疗上可因人、因时、因地的不同，或由于病情的发展，病机的变化，以及邪正消长的差异等，采取不同的治法，谓之"同病异治"。如膝骨性关节炎因病变发展的阶段不同，治疗方法也各有不同。急性期由于湿热蕴结，宜清热利湿；中后期经脉气血阻滞，肝肾不足为主，常须舒筋活络，补益肝肾。而不同的疾病或功能障碍，在其发展过程中，出现了相同的病机，也可采用同一方法治疗，这就是"异病同治"。比如腹泻、水肿等，虽然病证不同，但如果均表现为肾阳虚证，就都可以用温补肾阳的康复方法。由此可见，中医康复不是着眼于"病"的异同，而是着眼于病机的区别。相同的病机，可用基本相同的治法；不同的病机，就必须用不同的治法。所谓"证同治亦同，证异治亦异"，实质上是由于"证"的概念中包含病机在内。这种针对疾病发展过程中不同性质的矛盾用不同的方法去解决，就是辨证论治康复方法的本质。

第四节　正气观

一、人体功能以正气为本

（一）正气与邪气

1. 正气

正气是指人体的脏腑、经络、气血等功能活动和抗病、康复的能力，简称为"正"。中医康复学很重视人体的正气，认为内脏功能正常，正气旺盛，气血充盈，卫外固密，病邪难以侵入，不会发生功能障碍。《素问》说："正气存内，邪不可干；邪之所凑，其气必虚。"只有在人体正气相对虚弱、卫外不固、抗邪无力的情况下，邪气方能乘虚而入，使人体阴阳失调，脏腑经络功能紊乱，最终出现功能障碍。如《灵枢》说："风雨寒热，不得虚，邪不能独伤人。卒然逢疾风暴雨而不病者，盖无虚，故邪不能独伤人。"所以说，正气不足是功能障碍发生的内在原因。

2. 邪气

邪气泛指各种导致功能障碍的因素，简称为"邪"。功能障碍的发生和变化，即是在一定条件下邪正斗争的反应。

邪气是发生功能障碍的重要条件。中医康复学重视正气，强调正气在功能障碍中的主导地位，但并非排除邪气对功能障碍发生的重要作用。邪气是功能障碍发生的条件，在一定条件下，甚至起主导作用。如高温、高压电流、化学毒剂、枪弹伤、冻伤、毒蛇咬伤等，即使正气强盛，也难免被伤害。又如疫病之邪，《素问》指出："五疫之至，皆相染易，无问大小，病状相似。"这说明了多种传染病的发生，对人体有较大的危害，所以《黄帝内经》又提出要"避其毒气"，以防止传染病的发生和散播。

（二）正邪强弱与人体功能

1. 正邪相争对人体功能的影响

正邪相争，是指正气与病邪的斗争。正邪斗争的胜负，决定是否发生功能障碍。这种斗争不仅关系着功能障碍的发生，而且影响功能障碍的发展及转归。

（1）正能胜邪则不发生功能障碍。邪气侵袭人体时，正气即起来抗邪，若正气强盛，抗邪有力，则病邪难于侵入，或侵入后即被正气及时消除，不影响脏腑经络功能，即不会导致功能障碍。如自然界中经常存在着各种各样的致病因素，但并不是所有接触的人都会发病，此即是正能胜邪的结果。

（2）邪胜正负则发生功能障碍。在正邪斗争过程中，若邪气偏盛，正气相对不足，邪胜正负，从而使脏腑阴阳、气血失调，气机逆乱，便可导致功能障碍发生。

2. 影响邪气导致功能障碍的因素

发病以后，是否产生功能障碍及发生功能障碍的程度，主要受下列因素影响。

（1）正气强弱。正气强，邪正斗争剧烈，多表现为实证（功能障碍表现为功能亢奋）；正气虚弱，抗邪无力，多表现为虚证（功能障碍表现为功能衰弱），或虚实错杂证。

（2）感邪性质。一般来说，感受阳邪，易导致阳偏盛而伤阴，出现实热证；感受阴邪，易导致阴偏盛而伤阳的寒实证或寒湿证。

（3）感邪轻重。邪气导致功能障碍的轻重，除体质因素外，决定于感邪的轻重。

一般来说，邪轻则功能障碍不明显，邪重则功能障碍较明显。

（4）病邪所中部位。病邪侵犯人体，有在筋骨经脉者，有在脏腑者，病位不同，病证各异。《灵枢·五邪》说："邪在肺，则病皮肤痛，寒热，上气喘，汗出，咳动肩背。……邪在肝，则两胁中痛，寒中，恶血在内，行善掣节，时脚肿。……邪在脾胃，则病肌肉痛，阳气有余，阴气不足，则热中善饥；阳气不足，阴气有余，则寒中肠鸣腹痛。……邪在肾，则病骨痛阴痹；阴痹者，按之而不得，腹胀，腰痛，大便难，肩背颈项痛，时眩。……邪在心，则病心痛，喜悲，时眩仆。"说明病邪所中部位不同，功能障碍的证候表现亦不一样。

二、传统扶正祛邪康复方法

疾病所致功能障碍的发生发展过程，从邪正关系来说，是正气与邪气矛盾双方互相斗争的过程。邪正斗争的胜负，决定着功能障碍的转归。邪胜于正则功能障碍加剧，正胜于邪则功能障碍改善或恢复。因而功能障碍的康复，就要扶助正气，祛除邪气，改变邪正双方的力量对比，使功能障碍尽可能向完全康复的方向转化。所以扶正祛邪是指导康复治疗的一个重要法则，传统中医康复技能可以最大限度地达到扶正祛邪，以促进脏腑气血功能的恢复或改善。

（一）扶正与祛邪

所谓扶正，即是扶助正气，增强体质，提高机体抗邪及康复的能力。

所谓祛邪，即是祛除病邪，消除邪气侵袭、抑制亢奋有余的病理反应，增强机体康复能力。

（二）扶正与祛邪康复方法的应用

扶正与祛邪方法虽然不同，但两者相互为用、相辅相成。扶正使正气加强，有助于机体抗邪和祛除病邪；祛邪能够排除病邪的侵害和干扰，使邪去正安，则有利于正气的保存与恢复。

1. 扶正祛邪康复方法

运用扶正祛邪法则时，要认真细致地观察和分析正邪两方消长盛衰的情况，并根据正邪在矛盾斗争中的地位，决定扶正与祛邪的主次和先后。一般有如下几种情况。

（1）祛邪。适用于各种实证为主，正气也不衰的病证导致的功能障碍，即所谓"实则泻之"。发汗、攻下、涌吐、化痰、散寒、消导、活血、清热、除湿等，均是祛邪的具体方法。具体康复手段方面，可体现于内服汤药、针刺、灸法等多种中医康复技能的使用上。邪在胸脘上部，如食物中毒，或痰涎壅盛、宿食停滞等，宜用吐法；表热者，宜解表清热；邪在肠胃下部，如热邪与肠中糟粕互结，应采取下法。总之，湿证宜化湿、利湿；食积胀满，则宜用消导方法；有痰的应祛痰；有瘀血的应活血化瘀等，均属祛邪范围。

（2）扶正。适用于各种虚证为主、邪气也不盛的病证导致的功能障碍，即所谓"虚则补之"。益气、养血、滋阴、温阳、填精、补津及补养各脏的阴阳等，均是扶正的具体方法。如气虚导致的脱肛或子宫下垂，应宜用补法；肾阳虚导致的泄泻，宜温补肾阳。具体康复手段方面可体现于针刺、灸法、推拿、内服或外用中药、气功及体育锻炼等康复技能中，而精神的调摄和饮食营养的补充对扶正有重要的意义。

（3）扶正与祛邪兼用。适用于正虚邪实病症，两者同时兼用则扶正不留邪，祛邪又不会伤正。但在具体应用时，还要分清以正虚为主，还是以邪实为主。邪实较急重的，则以祛邪为主，兼顾扶正；正虚较急重的，应以扶正为主，兼顾祛邪。

（4）先祛邪后扶正。适用于虽然邪盛正虚，但正气尚能耐攻，或同时兼顾扶正反会助邪的病证，应先祛邪而后扶正。如瘀血所致的崩证，瘀血不去，则崩难止，故应先用活血祛瘀法，然后补血。

（5）先扶正后祛邪。适用于正虚邪实，以正虚为主的患者，因正气过于虚弱，兼以攻邪，则反而更伤正气，故应先扶正而后祛邪。如某些虫积患者，因正气太虚弱，不宜驱虫，应先健脾以扶正，使正气得到一定恢复之后再驱虫消积。

2.扶正祛邪中医康复方法应用原则

（1）预防功能障碍的原则。中医学历来就重视预防，早在《黄帝内经》中就提出"治未病"思想。《素问》说："圣人不治已病治未病，不治已乱治未乱……夫病已成而后药之，乱已成而后治之，譬犹渴而穿井，斗而铸锥，不亦晚乎？"这里就生动地指出了"治未病"的重要意义。所谓治未病，包括未病先防和既病防变两个方面的内容。

①未病先防。就是在功能障碍未发生之前，做好各种预防工作，以防止功能障碍发生。治未病，必须从增强人体正气和防止病邪侵害两方面着手。

增强正气包括：第一，适当锻炼，增强体质。汉代医家华佗根据"流水不腐，户枢不蠹"的道理，创造了"五禽戏"健身运动以预防疾病，此外还有后世不断演变的太极拳、八段锦、易筋经等多种健身方法。第二，顺应自然。正如《素问》所说"春夏养阳，秋冬养阴"。因此，要保持身体健康，精力充沛，益寿延年，就应该懂得顺应自然变化规律，以调整起居时间。第三，养性调神和调摄饮食。《素问》说："其知道者……饮食有节，起居有常，不妄作劳，故能形与神俱，而尽终其天年，度百岁乃去。"因此，对饮食起居、劳逸等有适当的节制和安排，不要"以酒为浆，以妄为常，醉以入房，以欲竭其精，以耗散其真"。第四，运用针灸、推拿和药物调养。

防止病邪侵害包括：第一，避其邪气，包括顺应四时，防止外伤与虫兽伤，防止空气、水源、食物污染，讲究卫生。第二，药物预防及人工免疫，《素问》有"小金丹……服十粒，无疫干也"的记载，说明我国很早就有了药物预防方法；16世纪的人痘接种法预防天花，是"人工免疫法"的先驱；此外，还有用艾叶、苍术等烟熏以消毒防病等。

②既病防变。旨在功能障碍发生的开始阶段，力求做到早期诊断，以早期康复治疗，防止功能障碍的发展及传变。

早期诊断：疾病初期，病位浅，功能障碍少且不严重，正气未衰，疾病易治，功能易恢复，故应早期诊断，早期康复治疗。

防止传变：第一，阻截疾病传变途径；第二，先安未受邪之地，根据五行生克乘侮规律、五脏整体规律的指导，可实施预见性康复治疗，控制疾病和功能障碍的发展，如《金匮要略》说："见肝之病，知肝传脾，当先实脾"，即是已病防变。

（2）治疗功能障碍的原则。

①正治与反治。《素问》提出"逆者正治，从者反治"两种方法，究其原因来说，都是治病求本治疗原则的具体运用。

正治：采用康复方法的性质与疾病的性质相反，故又称逆治。即通过分析疾病的临床证候，辨明疾病性质的寒热虚实，然后分别采用"寒者热之""热者寒之""虚则补之""实则泻之"等不同康复方法。由于临床上大多数疾病的征象与疾病的性质是相符的，即热病见热象，寒病见寒象，所以，正治法是临床上最常用的一种康复方法。

反治：采用康复方法的性质与疾病的假象相同，故又称从治。究其实质，还是在治病求本法则指导下，针对疾病本质而进行治疗的方法，主要有以下四法。热因热用：即用热性药物或温补的康复手段治疗具有假热症状的病证，适用于阴寒内盛，格阳于外，反见热象的真寒假热证，如《伤寒论》曰："少阴病，下利清谷，里寒外热，手足厥逆，脉微欲绝，身反不恶寒，其人面色赤……通脉四逆汤主之。"寒因寒用：即用寒性药物或泻火的康复手段治疗具有假寒症状的病证，适用于里热盛极，阳盛格阴，反见寒象的真热假寒证，如热厥证，因阳胜于内，格阴于外，出现四肢厥冷，脉沉，很似寒证，但有壮热心烦，口渴而喜冷饮，小便短赤等，因为热盛是其本质，故须用寒凉药治其真热，假象方能消失。塞因塞用：是以补开塞，即用补益药或扶正的康复手段治疗具有闭塞不通症状的病证，适用于因虚而闭的真虚假实证，如久病精血不足的便闭、血枯、冲任亏损的闭经等，都应采取补益的方法。通因通用：即用通利的康复手段治疗具有通泄症状的病证，如膀胱湿热所致的尿频、尿急、尿痛等病证，可用清利膀胱湿热等方法。

②治标与治本。在复杂的功能障碍中，常有标本主次的不同，因而在康复过程有先后缓急之别。一般来说治病必求于本，但在标病甚急，如不及时解决，可危及患者生命时，应采取"急则治其标"的法则。

急则治其标：《素问》说"小大不利，治其标""先热而后生中满者，治其标"，大小便不利、中满，都是急重的证候，故当先治疗。如水臌患者，当腹水大量增加，腹部胀满，呼吸喘促，大小便不利的时候，应先治疗标病的腹水。待腹水减轻，病情稳定后，再调理肺、脾、肾，治其本病。

缓则治其本：对慢性病或急性病的恢复及功能障碍的康复有重要指导意义，如在急性出血后期，则应益气补血等。

标本兼治：是指标病本病并重，则应标本兼治，如阳虚水肿，治宜温阳利尿，温阳为治本，利尿是治标。

③"三因"制宜。是指对功能障碍的康复治疗要根据季节、地区及人体的体质、性别、年龄等不同而制订适宜的中医康复方法。由于功能障碍的发生、发展与转归，受多方面因素的影响，如时令气候、地理环境等，尤其是患者个体的体质因素，对功能的影响更大。因此，在功能障碍康复治疗时，必须考虑上述因素，做到具体情况具体分析，制订出适宜的康复方法。

因时制宜：根据不同季节气候特点来制订适宜的康复治疗原则，即为"因时制宜"。一般来说，春夏季节，气候由温渐热，阳气升发，人体腠理疏松开泄，即使患外感风寒，也不宜过多使用辛温发散药物，以免开泄太过，耗伤气阴；而秋冬季节，气候由凉变寒，阴盛阳衰，人体腠理致密，阳气内敛，此时若非大热之证，当慎用寒凉药物，以防伤阳。《素问》说"用寒远寒，用凉远凉，用温远温，用热远热，食宜同法"，正是这个道理。

因地制宜：根据不同地区的地理特点来制订适宜的康复治疗原则，即为"因地制宜"。如我国西北高原地区，气候寒冷，干燥少雨，其民依山而居，经常处在风寒的环境之中，多食鲜美酥酪骨肉和牛羊乳汁，体质较壮，故外邪不易侵犯，其病多为内伤；东南地区，滨海傍水，平原沼泽较多，地势低洼，温热多雨，其民食鱼而嗜咸，大都皮肤色黑，肌理疏松，病多痈疡，或较易外感，所以治病须因地制宜。

因人制宜：根据患者年龄、性别、体质、生活习惯等不同特点来制订适宜的康复治疗原则，即为"因人制宜"。老年人生机减退，气血亏虚，患病多虚证，或虚实夹杂，治疗虚证宜补，有实邪的攻邪要慎重，用药量应比青壮年较轻；小儿生机旺盛，但气血未充，脏腑娇嫩，易寒易热，易虚易实，病情变化较快，故治小儿病，忌投峻攻，少用补益，用药量宜轻；妇女有经、带、胎、产等情况，治疗用药应加以考虑，如在妊娠期，对峻下、破血、滑利、走窜伤胎或有毒药物，当禁用或慎用；产后应考虑气血亏虚及恶露等情况。体质有强弱与寒热之偏，阳盛或阴虚之体，慎用温热之剂；阳虚或阴盛之体，慎用寒凉伤阳之药。此外，有的患者素有某些慢性病或职业病，以及情志因素、生活习惯等，在诊治时，也应注意。

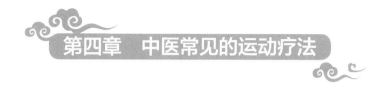

第四章　中医常见的运动疗法

第一节　太极拳

一、概述

太极拳是中国传统武术中最重要的拳种之一，是一种相对独特的运动形式。通过习练太极拳，可以达到武术技击、健身、益智和养性的目的。太极拳融合了阴阳、正反、动静、形神等对立统一的辩证哲学，还包括宗教、伦理、军事、医学和艺术等精神层面的内容。它完全符合人体的运动规律，充分体现出中华民族的活力，也因此受到其他国家众多武术爱好者的青睐。

1. 医疗作用

近年来的实验研究证明，太极拳的医疗保健作用是多方面的，可以简要概括为以下方面。

（1）对中枢神经系统的作用。习练太极拳时要求意念思想集中，不存杂念，动中求静，用意不用力。在动作上要求一气呵成，上下相随，前后连贯，绵绵不断，一动百动，需要躯体感觉和运动控制之间的高度协调。无论是意念调整，还是运动控制过程，都对增强中枢神经系统功能起到良好的锻炼作用。

（2）对呼吸系统、循环系统的作用。太极拳要求呼吸深长、柔和自然，且要气沉丹田，这是膈肌运动与腹肌运动相结合的有规律的呼吸运动。这样的呼吸运动可以增加呼吸肌的肌力，增强肺通气和换气功能，增加肺活量；还能促进血液循环，改善冠状动脉血供，增加心肌供氧，从而增强心脏功能。

（3）对消化系统的作用。太极拳的腹式呼吸运动对消化道起机械刺激作用，可增强胃肠蠕动；习练时精神松静，意念集中，可改善自主神经功能，增强消化系统的血液循环，促进消化系统的分泌、消化、排泄。故太极拳对自主神经功能紊乱引起的慢性消化不良、胃下垂、肠易激综合征等消化系统功能障碍均有较好疗效。

2. 习练要领

（1）松静自然。习练太极拳时始终要保持心平气和，掌握"松静"二字。不仅要让大脑皮质"松静"下来，也要让周身肌肉、关节和内脏器官都放松下来。头宜正直，虚灵顶劲（即头向上顶、颈部放松），沉肩坠肘，亦即要做到松肩、松腰、松胯以至全身都放松，毫无不适之感。

（2）姿势正确。身体要端正自然，躯干要中正不偏，头顶同会阴要始终在一条垂线上，不可挺胸凸肚，低头弯腰，弓臂和露臀。口唇要自然闭合，下颌微向内收，舌抵上腭，面带微笑。

（3）动作协调。习练太极拳始终要用意识指导动作，动作要呈弧形或环形，要求逐渐做到各个关节和肌肉群能够一动百动，协调、均匀、连贯、绵绵不断。姿势和动作，处处要圆满，不可有凹凸缺陷之处，要以腰部为轴，带动四肢。颈项要随目光转动，松而不僵。步法要虚实分明，动步出腿时应将重心先坐稳于对侧，然后动步腿再缓缓伸出。如此轮换以单侧足支持重心，以便在不断运转中保持全身的平衡。

（4）气沉丹田。呼吸要自然（习练拳套熟练后可以逐渐配合腹式深呼吸）。呼吸用鼻，运用腹式自然呼吸。由于全身放松，小腹部必然感到充实，胸部感到宽松，称作"虚心实腹"。腹式呼吸时膈肌的不断起伏运动和腰部的旋转，可对内脏起到良好的按摩作用。

3. 习练方法

太极拳初创时难度较大，流派也颇多，动作不同，如陈氏太极拳有跳跃腾空等动作。中华人民共和国成立后，为了便于在群众中推广，国家体委先后编创了二十四式、四十八式两种简化太极拳，动作刚柔相济，以柔为主。但由于个人年龄、性别及身体状况等不同，有不少人习练简化太极拳也深感困难。因此，慢性病患者可根据自己的情况先从太极拳中选择部分动作坚持锻炼，随身体情况好转后再逐步增加内容，增大运动量，最后正式习练某式的整套太极拳。

二、运动指导

（一）第一组

1. 起势

（1）两脚并拢，身体保持直立姿态，头和脖子保持正直，两臂自然下垂，指尖轻贴腿外侧；眼睛看向前方。

（2）左脚向左侧缓慢移一步，距离和肩宽接近，脚尖朝前。

（3）两上肢缓慢前平举，高度与肩持平，距离和肩宽接近，手心朝向下方。

（4）上身正直，两腿缓慢下蹲。这一过程中手掌开始缓慢下按，到与腹部高度持平后停止，两肘下垂与膝相对；眼睛看向前方。

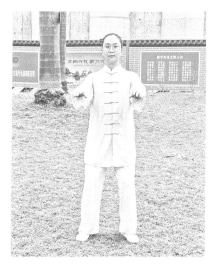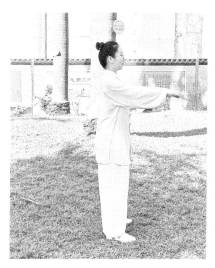

起势

2. 左右野马分鬃

（1）上身微朝右旋转，身体重心转移到右腿上；同时右臂回收至胸前平屈，手心朝向下方，左手经身体前方向右下划弧，然后放在右手下，手心朝向上方，两手心相对成抱球状；左脚随即回收至右脚内侧，脚尖点地；眼睛看右手。

（2）上身微朝左旋转，左脚向左前方迈出，同时两手随身体的转动缓慢分别向左上、右下错开；眼睛看左手。

（3）上身继续朝左旋转，右脚跟后蹬，右腿自然伸直成左弓步；两手随身体的转动继续向左上、右下分开，左手的高度与眼睛齐平，手心斜向上方，微屈肘部；右手放在右胯的旁边，同样也微屈肘，手心朝向下方，指尖朝向前方；眼睛看左手。

（4）上身缓慢后坐，身体重心转移到右腿，左脚尖翘起，外撇角度为45°～60°。

（5）左脚掌缓慢踏实，左腿缓慢前弓，身体朝左旋转，身体重心再转移到左腿；同时左手翻转向下方，左臂回收至胸前平屈，右手向左上划弧放在左手下，两手手心相对成抱球状；然后右脚回收至左脚内侧，脚尖点地；眼睛看左手。

（6）上身微朝右旋转，右腿向右前方迈出，同时两手随身体的转动缓慢分别向左下、右上错开；眼睛看右手。

（7）左腿自然伸直成右弓步；同时上身继续朝右旋转，两手继续随身体的转动分别缓慢向左下、右上分开，右手与眼睛同高，手心斜向上方，微微屈肘；左手落在左胯旁，肘也微屈，手心朝向下方，指尖朝向前方；眼睛看右手。

（8）做法与（4）动作相同，只是方向相反。

（9）做法与（5）动作相同，只是方向相反。

（10）做法与（6）动作相同，只是方向相反。

（11）做法与（7）动作相同，只是方向相反。

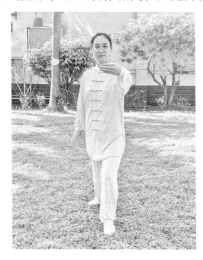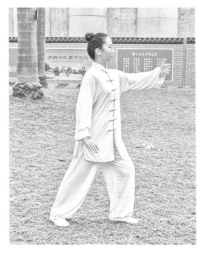

左右野马分鬃

3. 白鹤亮翅

（1）上身微朝左旋转，左手翻掌朝向下方，左臂平屈胸前，右手向左上划弧，手心转向上方，与左手相对成抱球状；眼睛看左手。

（2）右脚跟进半步，上身后坐，身体重心转移到右腿；上身先朝右旋转，面向右前方，眼睛看右手；然后左脚稍向前面移动，脚尖点地，成左虚步；同时上身再微朝左旋转，面向前方，两手随身体的转动缓慢向左下、右上分开，右手上提停于右额头前方，手心朝向左后方，左手落于左胯前，手心朝向下方，指尖朝向前方；眼睛看前方。

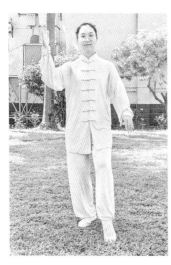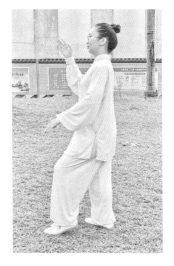

白鹤亮翅

（二）第二组

1. 左右搂膝拗步

（1）右手从身体前方下落，由下向后上方划弧举至右肩外侧，微微屈肘，手与耳朵高度持平，手心斜向上方；左手由左下向上方、向右下方划弧至右胸前，手心斜向下方；同时上身先稍向左再朝右旋转；左脚收至右脚内侧，脚尖点地；眼睛看右手。

（2）上身朝左旋转，左脚向前（偏左）迈出成左弓步；同时右手屈回由耳朵的侧方向前推出，与鼻尖的高度持平，左手向下方由左膝前搂过落于左胯旁，指尖朝向前方；眼睛看右手。

（3）右腿缓慢屈膝，上身后坐，重心转移到右腿，左脚尖跷起微外撇，随后脚缓慢踏实，左腿前弓，身体朝左旋转，重心转移到左腿，右脚回收至左脚内侧，脚尖点地；同时左手向外翻掌由左后向上方划弧至左肩外侧，微微屈肘，手与耳朵高度持平，手心斜向上方；右手随身体的转动向上方、向左下划弧落于左胸前，手心斜向下方；眼睛看左手。

（4）做法与（2）动作相同，只是方向相反。

（5）做法与（3）动作相同，只是方向相反。

（6）做法与（2）动作相同。

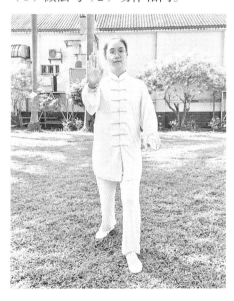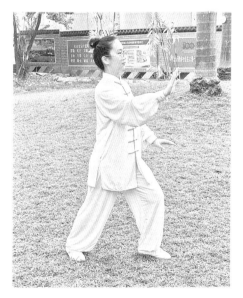

左右搂膝拗步

2. 手挥琵琶

（1）右脚跟进半步，上身后坐，重心转移到右腿上，上身半面向右旋转。

（2）左脚稍稍提起，然后向前面移动成左虚步，脚跟着地，脚尖跷起，微微屈膝；

同时左手由左下向上方挑举，与鼻尖的高度持平，掌心朝向右方，微微屈臂；右手收回放在左臂肘部里侧，掌心朝向左方；两手成侧立掌合于身体前方；眼睛看左手食指。

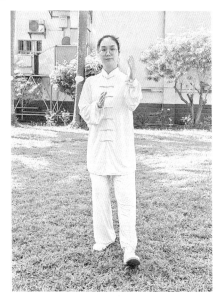 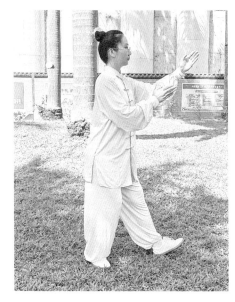

手挥琵琶

3. 左右倒卷肱

（1）上身朝右旋转，右手翻掌（手心朝向上方）经腹前由下向后上方划弧平举，微微屈臂，左手随即翻掌向上方；眼睛随着身体的转动先向右看，再转向前方看左手。

（2）右臂屈肘折向前，右手由耳朵的侧方向前推出，手心向前，左臂屈肘后撤，手心朝向上方，撤至左肋外侧；同时左腿轻轻提起向后（偏左）退一步，脚掌先着地，然后全脚缓慢踏实，身体重心移到左腿上，成右虚步，右脚随身体的转动而转动直至扭正；眼睛看右手。

（3）上身微朝左旋转，同时左手随身体的转动向后上方划弧平举，手心朝向上方，右手随即翻掌，掌心向上方；眼睛随身体的转动先左视，再转向前方看右手。

（4）做法与（2）动作相同，只是方向相反。

（5）做法与（3）动作相同，只是方向相反。

（6）做法与（2）动作相同。

（7）做法与（3）动作相同。

（8）做法与（2）动作相同，只是方向相反。

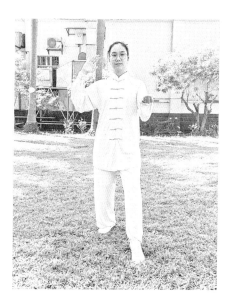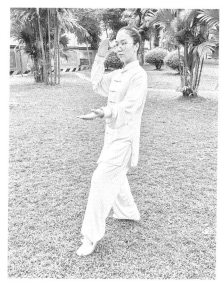

左右倒卷肱

（三）第三组

1. 左揽雀尾

（1）上身微朝左旋转，同时右手随身体的转动向后上方划弧平举，手心朝向上方，左手放松，手心朝向下方；眼睛看左手。

（2）身体继续朝右旋转，左手自然下落，逐渐翻掌经腹前划弧至右肋前，手心朝向上方；右臂屈肘，手心转向下方，收至右胸前，两手相对成抱球状，同时身体重心落在右腿上，右脚收至右脚内侧，脚尖点地；眼睛看右手。

（3）上身微朝左旋转，左脚向左前方迈出，上身继续朝左旋转，右腿自然蹬直，左腿屈膝成左弓步，同时左臂向左前方拥出（即左臂平屈成弓形，用前臂外侧和手背向前方推出），高度与肩持平，手心向后；右手向右下落，放于右胯旁，手心朝向下方，指尖朝向前方；眼睛看左前臂。

（4）身体微朝左旋转，左手随即前伸翻掌向下方，右手翻掌向上方，经腹前向上方、向前伸至左前臂下方，然后两手下持，即上身朝右旋转，两手经腹前向右后上方划弧，直至右手心朝向上方，高度与肩持平，左臂平屈胸前，手心向后；同时身体重心转移到右腿；眼睛看右手。

（5）身体微朝左旋转，右臂屈肘折回，右手附于左手腕里侧（相距约5cm），上身继续向左旋转，双手同时向前缓慢挤出，左手心向后，右手心向前，左前臂要保持半圆；同时身体重心逐渐向前面移动变成左弓步；眼睛看左手腕部。

（6）左手翻掌，手心朝向下方，右手经左腕上方向前右方伸出，高度与左手持平，手心朝向下方，两手左右分开，与肩同宽，然后右腿屈膝，上身缓慢后坐，身体重心转移到右腿上，左脚尖跷起；同时两手屈肘回收至腹前，手心均向前下方；眼睛看前方。

（7）上式不停，身体重心缓慢向前面移动，同时两手向前上方按出，掌心向前，左腿前弓成左弓步；眼睛看前方。

2. 右揽雀尾

（1）上身后坐并向右旋转，身体重心转移到右腿，左脚尖里扣；右手向右平行划弧至右侧，然后由右下经腹前向左上划弧至左侧肋部前方，手心朝向上方；左臂平屈胸前，左手掌向下方与右手成抱球状；同时身体重心再移到左腿上，右脚回收至左脚内侧，脚尖点地；眼睛看左手。

（2）与"左揽雀尾"（3）相同，只是方向相反。

（3）与"左揽雀尾"（4）相同，只是方向相反。

（4）与"左揽雀尾"（5）相同，只是方向相反。

（5）与"左揽雀尾"（6）相同，只是方向相反。

（6）与"左揽雀尾"（7）相同，只是方向相反。

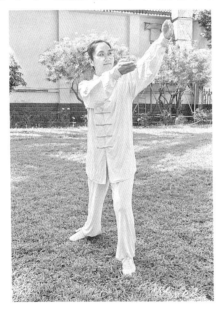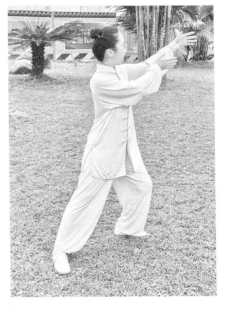

左右揽雀尾

（四）第四组

1. 单鞭

（1）上身后坐，重心转移至左腿，右脚尖里扣；同时上身朝左旋转，两手（左高右低）向左弧形运转，结束时右臂平举，伸于身体左侧，手心朝向左方，右手经腹前运至肋前，手心向后上方；眼睛看左手。

（2）重心再渐渐转移到右腿上，上身朝右旋转，左脚向右脚靠拢，脚尖点地；同时右手向右上方划弧（手心由里转向外），至右侧方时变勾手，臂与肩持平；左手向下方经腹前向右上方划弧停于右肩前，手心向里；眼睛看左手。

（3）上身微朝左旋转，左脚向左前侧方迈出，右脚跟后蹬，成左弓步；在身体重心移向左腿的同时，左掌随上身的朝左旋转缓慢翻转向前推出，手心向前，手指高度与眼睛持平，微微屈臂；眼睛看右手。

2. 云手

（1）重心转移到右腿上，身体渐向右旋转，左脚尖里扣；左手经腹前向右上方划弧至右肩前，手心斜向后；同时右手由勾变掌，手心朝向为前右方；眼睛看左手。

（2）上身缓慢朝左旋转，重心随之逐渐向左侧移动；左手由脸前向左侧运转，手心渐渐转向左方；右手由右下经腹前向左上方划弧，至左肩前，手心斜向后；同时右脚靠近左脚，成小开立步（两脚距离10～20 cm）；眼睛看右手。

（3）上身再向右旋转，同时左手经腹前向右上方划弧至右肩前，手心斜向后；右手向右侧运转，手心翻转向右，随之左腿向左横跨一步；眼睛看左手。

（4）与（2）的做法一样。

（5）与（3）的做法一样。

（6）与（2）的做法一样。

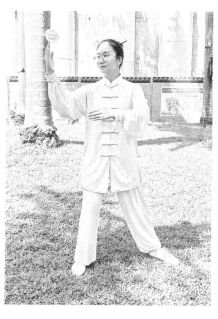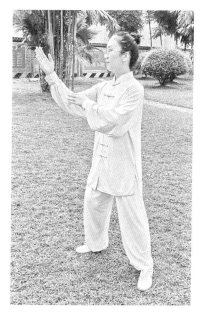

云手

3. 单鞭

（1）上身向右旋转，右手随之向右运转，至右侧方时变成勾手；左手经腹前向右划弧至右肩前，手心朝向内侧；重心落在右腿上，左脚尖点地；眼睛看右手。

（2）上身微朝左旋转，左脚向左前侧方迈出，右脚跟后蹬，成左弓步；身体重心移向左腿，此时上身继续朝左旋转，左掌缓慢翻转向前推出；眼睛看左手。

（五）第五组

1. 高探马

（1）右脚跟进半步，身体重心逐渐转移到右腿上；右勾手变成掌，两只手心翻转向上方，微微屈肘；同时身体微朝右旋转，左脚跟缓慢离地；眼睛看左前方。

（2）上身微朝左旋转，面向左前方，右掌经由身旁向前推出，手心向前，手指与眼同高；左手收至左侧腰前，手心朝向上方；同时左脚微向前面移动，脚尖点地，成左虚步；眼睛看右手。

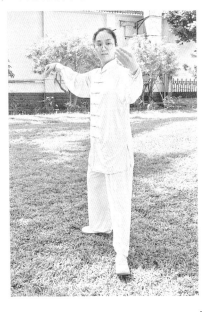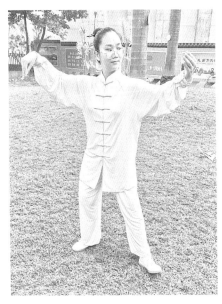

高探马

2. 右蹬脚

（1）左手手心朝向上方，前伸至右手腕背面，两手相互交叉，随即向两侧分开并向下方划弧，手心斜向下方，同时左脚提起向左前侧方进步（脚尖稍外撇）；身体重心向前面移动；右腿自然蹬直，成左弓步；眼睛看前方。

（2）两手由外圈向里圈划弧，两手相遇成胸前交叉状态，右手在外，手心均向后；同时左脚靠拢，脚尖点地；眼睛看右前方。

（3）两手臂左右划弧分开平举，微微屈肘，手心均向外；同时右腿屈膝提起，右脚向右前方缓慢蹬出；眼睛看右手。

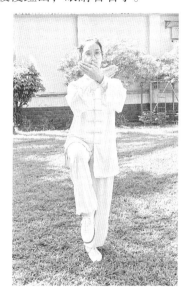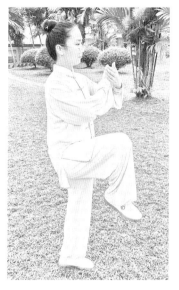

右蹬脚

3. 双峰贯耳

（1）右腿收回，屈膝平举；左手出后向上方、向前下落至身体前方，两手心均翻转向上方，两手同时向下方划弧，分落于右膝盖两侧；眼睛看前方。

（2）右脚向右前方落下，重心慢慢向前面移动，成右弓步，面向右前方；同时两手下落，缓慢变拳，分别从两侧向上方、向前划弧至面部前方，成钳形；两拳相对，高度与耳朵持平，拳眼斜向内下（两拳中间距离为 10 ~ 20 cm）；眼睛看右拳。

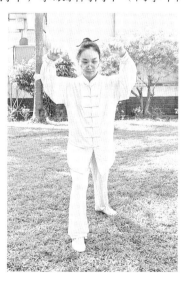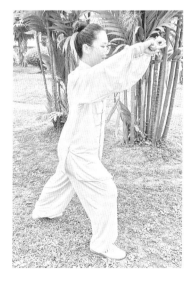

双峰贯耳

4. 转身左蹬脚

（1）左腿屈膝后坐，身体重心转移到左腿，上身朝左旋转，右脚尖里扣；同时两拳变掌，由上向左右划弧分开平举，手心向前；眼睛看左手。

（2）身体重心再转移到右腿，左脚回收至右脚内侧，脚尖点地；同时两手由外圈向里圈划弧合抱于胸前，左手在外，手心均向后；眼睛看左方。

（3）两手臂左右划弧分开平举，微微屈肘，手心均向外；同时左腿屈膝提起，左脚向左前方缓慢蹬出；眼睛看右手。

（六）第六组

1. 左下势独立

（1）左腿收回提起平屈，上身朝右旋转；右掌变成勾手，左掌向上方、向右划弧下落，立于右肩前，掌心朝向斜后方；眼睛看右手。

（2）右腿缓慢屈膝下蹲，左腿由内向左侧（偏后）伸出，成左仆步；左手下落（掌心向外）向左下顺左腿内侧向前穿出；眼睛看左手。

（3）身体重心向前面移动，此时以左脚跟为轴，脚尖尽量向外撇，左腿前弓，右腿发力后蹬支撑身体重心，右脚尖里扣，上身微朝左旋转并向前起身；同时左臂继续向前伸出（立掌），掌心朝向右方，右勾手下落，勾尖向后；眼睛看左手。

（4）右腿缓慢提起、平屈，成左独立式；同时右勾手变掌，并由后下方顺右腿外侧向前弧形上挑，屈臂立于右腿上方，肘与膝相对，手心朝向左方；左手落于左胯旁，手心朝向下方，指尖朝向前方；眼睛看右手。

2. 右下势独立

（1）右脚下落于左脚前，脚尖着地，然后以左脚前掌为轴，脚跟转动，身体随之朝左旋转，同时左手向后平举变成勾手，右掌随着身体的转动向左侧划弧，立于左肩前，掌心斜向后；眼睛看左手。

（2）与"左下势独立"（2）的动作一样，只是方向相反。

（3）与"左下势独立"（3）的动作一样，只是方向相反。

（4）与"左下势独立"（4）的动作一样，只是方向相反。

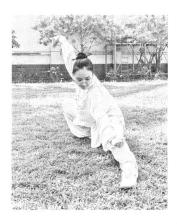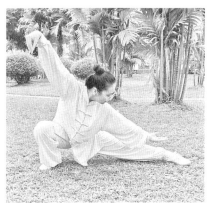

左右下势独立

（七）第七组

1. 左右穿梭

（1）身体微朝左旋转，左腿向前落地，脚尖外撇，右脚跟离地，两腿屈膝成半坐盘式；同时两手在左胸前成抱球状；然后右脚回收至左脚的内侧，脚尖点地；眼睛看左前臂。

（2）身体朝右旋转，右脚向右前方迈出，屈膝弓腿成右弓步；右手由脸前向上方举并翻掌停架在右额头前方，手心斜向下方；左手向左下，再经身体前方向前推出，与鼻尖高度持平，手心朝向前方；眼睛看左手。

（3）稍稍向后转移身体重心，右脚尖稍向外撇，随即身体重心再移到右腿，左脚跟进，脚尖点地；同时两手在胸前成抱球状；眼睛看右前臂。

（4）与（2）的动作一样，只是方向相反。

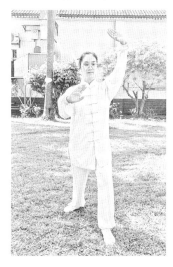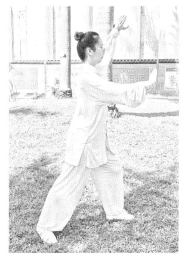

左右穿梭

2. 海底针

（1）右脚向前跟进，身体重心转移到右腿，右脚稍向前面移动；右手下落经身体前方向后、向上方提至肩上，最终停在耳边，左手下落至身体侧前方。

（2）左脚尖点地成左虚点；同时身体稍向右旋转，右手再随身体朝左旋转，由右耳旁斜向前下方插出，掌心朝向左方，指尖朝向斜下方。这一过程中，左手向前、向下方划弧落于左胯旁，手心朝向下方，指尖朝向前方；眼睛看前下方。

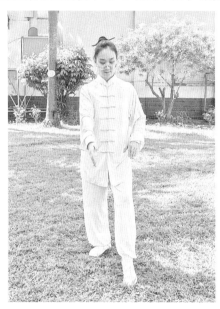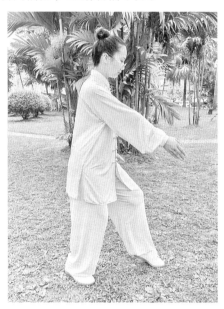

海底针

3. 闪通臂

（1）上身稍向右旋转，左脚微回收举步，同时两手上提；眼睛看前方。

（2）左脚向前迈出，脚跟着地；左右两手分别向左前、右后分开；左手心向前，右手心朝向外侧；眼睛看前方。

（3）重心向前面移动，左腿屈膝弓成左弓步；同时右手屈臂上举，停于右额头前上方，掌心翻转斜向上方，拇指朝下；左手由胸前随重心向前面移动缓慢向前推出，高度与鼻尖持平，手心向前；眼睛看左手。

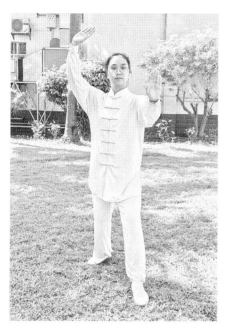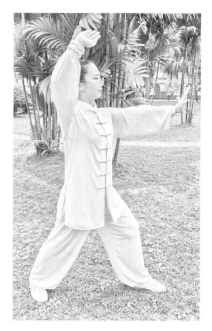

闪通臂

（八）第八组

1. 转身搬拦捶

（1）上身后坐，重心转移到右腿，左脚尖里扣；身体向右后转，身体重心再转移到左腿上。这一过程中，右手随着身体的转动向右、向下方（变拳）经腹前划弧至左肋旁，拳心向下方；左掌上举到头的前方，掌心斜向上方；眼睛看前方。

（2）向右方转动身体，右拳经胸前向前翻转撇出，拳心向上方；左手落于左胯旁，掌心向下方，指尖朝向前方；同时右脚收回后（不要停顿或脚尖点地）即向前迈出，脚尖外撇；眼睛看右拳。

（3）身体重心转移到右腿上，左腿向前迈出一步；左手上起经左侧向前上划弧拦出，掌心向前上方；同时右拳向右划弧回收至右腰旁，拳心向上方；眼睛看左手。

（4）左腿前弓成左弓步，同时右拳向前打出，拳眼向上方，高度与胸持平，左手附于右前臂里侧；眼睛看右拳。

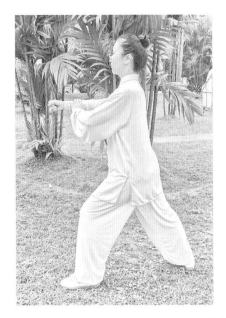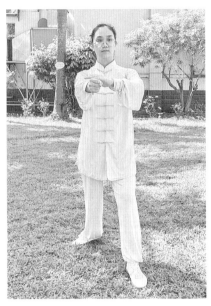

转身搬拦捶

2. 如封似闭

（1）左手由右腕下向前伸出，与此同时右拳变为掌，两手手心逐渐翻转向上方并缓慢分开回收；同时身体后坐，左脚尖跷起，身体重心转移到右腿；眼睛看前方。

（2）两手在胸前翻掌，向下方经腹前再向上方、向前推出；腕部与肩平，手心向前；同时左腿前弓成左弓步；眼睛看前方。

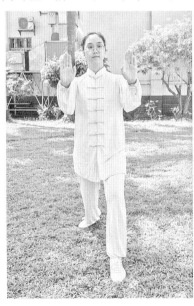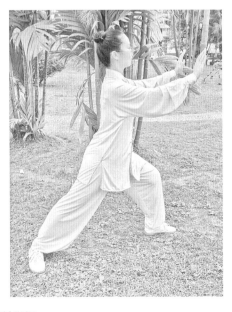

如封似闭

3. 十字手

（1）屈膝后坐，身体重心移向右腿，左脚尖里扣，朝右侧转动身体；右手随着身体的转动向右平摆划弧，与左手成两臂侧平举，掌心向前，微微屈肘；同时右脚尖随着身体的转动稍向外撇，成右侧弓步；眼睛看右手。

（2）身体重心缓慢转移到左腿，右脚尖里扣，随即向左收回，两脚距离和肩宽接近，两腿逐渐蹬直，成开立步；同时两手向下方经腹前向上方划弧交叉合抱于胸前，两臂撑圆，腕高度与肩持平，右手在外，成十字手，手心均向后；眼睛看前方。

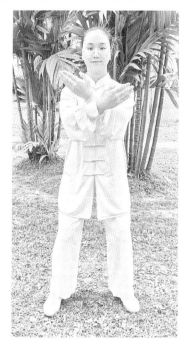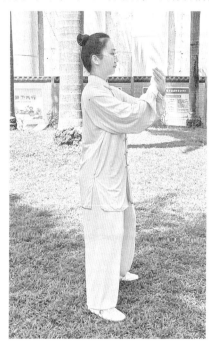

十字手

4. 收势

（1）两手向外翻掌，手心朝向下方，两臂缓慢下落，停于腹前；眼睛看前方。

（2）两腿缓缓蹬直，同时两手掌缓慢下落至大腿外侧，收左脚成并步直立；眼睛看前方。

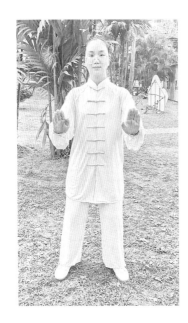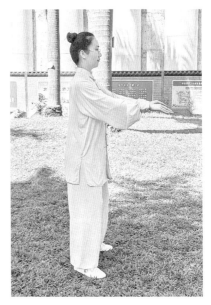

收势

三、康复应用

简化太极拳动作缓慢轻柔，简便易学，坚持练习，能调和脏腑，调畅气机，调理阴阳，强壮身体，具有很好的康复作用。主要适合于中老年人及慢性病患者习练，尤其适合于冠心病、高血压、高脂血症、脑卒中、神经衰弱、慢性阻塞性肺病等的康复治疗。

第二节　八段锦

一、概述

八段锦是一套动作简单、易学易练的传统运动功法。"八段"，是指其动作共有八节；"锦"，俗称"织锦"，有典雅华美之意，谓其珍贵。八段锦这一名称，最早见于宋代洪迈所编的《夷坚志》中。其在我国民间流传十分广泛，并在实践中不断被修改、创新，又演变出许多种类，如岳飞八段锦、十二段锦、自摩八段锦、床上八段锦、坐式八段锦等，各具特色。

八段锦功法能柔筋健骨、养气壮力、行气活血，从而调和五脏六腑功能，男女老幼皆可习练。现代研究已证实，这套功法能改善神经体液调节功能，加强血液循环，对腹腔脏器有柔和的按摩作用，对神经系统、心血管系统、消化系统、呼吸系统及运动系统均有良好的锻炼作用，是一种具有良好康复作用的传统运动疗法。

二、运动指导

（一）预备势

1. 技术动作

身体保持直立状态，两臂放松垂落至身体两侧，全身保持放松状态，舌抵上腭；眼睛看向前方。

2. 技术要点

头向上方顶，下颏微收，舌抵上腭，嘴唇轻闭，沉肩坠肘，腋下虚掩；胸部宽舒，腹部松沉；收髋敛臀，上身中正。

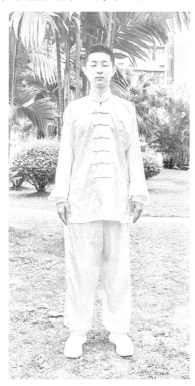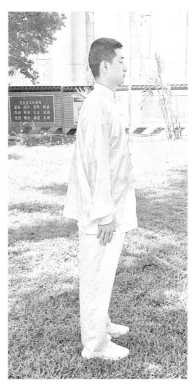

预备势

（二）两手托天理三焦

1. 技术动作

（1）吸气时两臂从体侧缓缓上举，高度至头顶，掌心朝上；两手指交叉，内侧旋转翻掌向上方撑起，肘关节伸直；此时两脚跟上提，抬头，目视手背。

（2）呼气时，两臂经体侧缓缓下落，脚跟下落着地，还原成预备势。

2.技术要点

两手上托时掌根要发力上顶，腰背充分伸展。脚跟上提时，膝部的动作为伸直内夹。

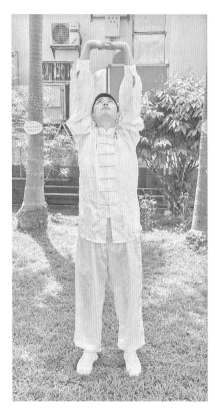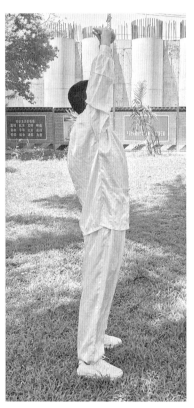

两手托天理三焦

（三）左右开弓似射雕

1.技术动作

（1）左脚向左一步分开，屈膝下蹲成马步，同时两臂屈肘抬起，右外左内在胸前交叉。

（2）左手拇指和食指撑开成"八"字，其余三指扣住，缓缓用力向左侧平推，过程中右拳松握屈肘向右平拉，似拉弓状，眼睛看左手，即左开弓。

（3）两臂下落，经腹前向上方抬起，在胸前交叉，右手在内，左手握拳在外。

（4）右开弓动作与左开弓相同，只是方向相反。

2.技术要点

这个动作与拉弓射箭的动作几乎是一样的，注意开弓时发力要慢，回收时同样缓慢且放松。气息方法为开弓时呼气，收回时吸气。

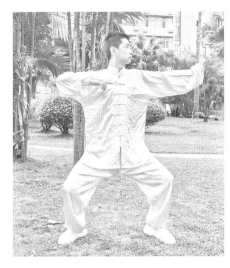
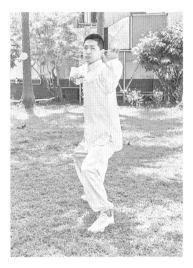

左右开弓似射雕

（四）调理脾胃须单举

1. 技术动作

（1）并步直立，两臂屈肘上抬至胸前，掌心向下方。

（2）左手内侧旋转上举过头，同时右手下按至右胯旁，此为左举。

（3）左手向下方，右手向上方至胸前再过头顶，此为右举。

2. 技术要点

上举下按的过程中要配合呼吸，上举时须有托、撑之势，反复练习。

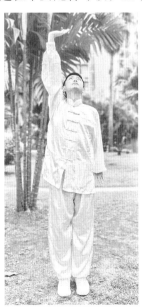
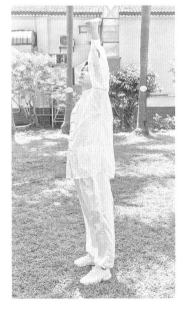

调理脾胃须单举

（五）五劳七伤往后瞧

1. 技术动作

（1）头缓慢向左、向后转。

（2）上动作稍停片刻，头缓慢转回原位。

（3）头缓慢向右、向后转。

2. 技术要点

所有转头的过程中身体始终保持正直状态，气息分配为以呼气配合转头后看动作，以吸气配合转头复原动作。

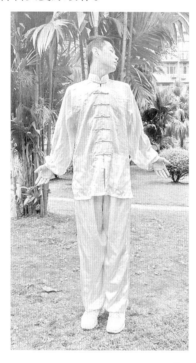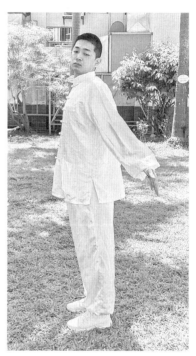

五劳七伤往后瞧

（六）摇头摆尾去心火

1. 技术动作

（1）左脚向左横跨成马步，两手扶于膝上，虎口朝里。

（2）头向左下摆，臀部向右上摆，上身左倾，这个过程伴随吸气。

（3）头向右下摆，臀部向左上摆，上身右倾，这个过程伴随呼气。

（4）上身前俯，头和躯干向左、向后、向右、向前绕环 1 周。然后反方向绕环 1 周，多做几遍。

2.技术要点

上身摇摆时下身要稳定，不能出现多余的摆动。左右摆动几次后，再左右绕环几次。气息分配为呼吸与头、臀摇摆协调一致。

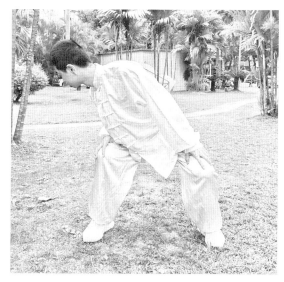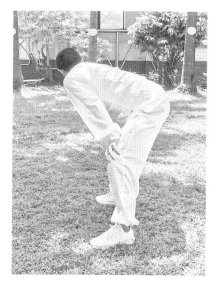

摇头摆尾去心火

（七）双手攀足固肾腰

1.技术动作

（1）并步开始，上身后仰，两手由体侧移动至身后。

（2）上身慢慢前俯深屈，两膝保持直立状态，两臂随屈体向前下方，尝试用手碰触脚尖，柔韧性好的练习者可以手触地，保持片刻。

2.技术要点

身体始终保持放松，动作缓慢；气息分配为上身后仰时吸气，前屈攀足时呼气。

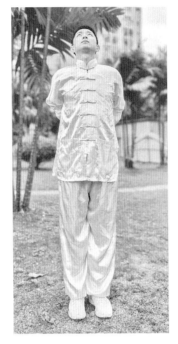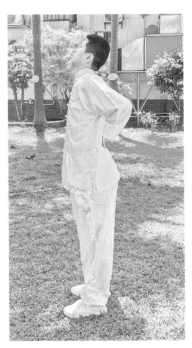

双手攀足固肾腰

（八）攒拳怒目增气力

1. 技术动作

（1）左前出拳，左脚向左一步成马步，两手握拳于腰间，眼看前方。

（2）左拳向前用劲缓缓冲出，小臂内侧旋转拳心向下方。

（3）左拳放松变为掌，然后再成拳收抱于腰间。

（4）右前出拳，右拳向前用劲缓缓冲出，小臂内侧旋转拳心向下方。

（5）左侧冲拳，出拳方向向左，其余动作与左前冲拳一致。

（6）右侧冲拳，出拳方向向右，其余动作与右前冲拳一致。

2. 技术要点

冲拳时气息为呼气，眼睛圆瞪，收拳时气息为吸气；身体保持正直，步子要稳定，冲拳要有力量。

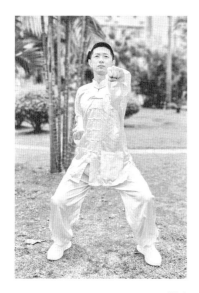
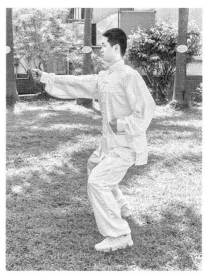

攒拳怒目增气力

（九）背后七颠百病消

1. 技术动作

（1）两手左里右外交叠于身后；脚跟尽量上提，头向上顶。

（2）足跟轻轻落下，与地面非常接近但不着地。

2. 技术要点

气息配合动作，连续起落颠动，放松全身；最后脚跟落地，身体直立，垂臂收功。

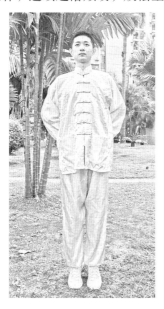
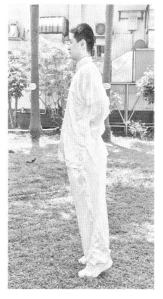

背后七颠百病消

三、康复应用

八段锦动作设计除可舒筋活络、强身健体外，还可与五脏功能相应，可调整五脏功能，预防或治疗五脏病症，促进脏腑功能的康复。如肝郁气滞，表现为胸闷、急躁易怒、两胁胀痛、头晕耳鸣等，当疏肝理气，可选第一、第二式经常练习；脾虚气滞，表现为脘腹胀痛、食少纳呆、恶心呕吐、消化不良等，应健脾理气，可用第二、第三式；心肾不交，表现为眩晕耳鸣、失眠多梦、腰膝酸软、五心烦热等，应交通心肾、补肾清心，可用第五、第六式；清阳不升可用第四、第七式；肝阳上亢可用第四、八式；心脑血管病患者选练前四式为宜；呼吸系统疾病患者多练第一、第二、第三、第七式；消化系统疾病患者多练第三、第五式；颈腰椎病患者多练第四、第五、第六式。无病之人作为防病保健可以全套锻炼。

第三节　五禽戏

一、概述

五禽戏功法是我国重要的传统养生康复手段之一，由东汉末年名医华佗所创，至今已有 1800 年的历史。此功法首见于《三国志·华佗传》，故又名"华佗五禽戏"。最早在南朝时期陶弘景《养性延命录·导引按摩》中有详细文字描述："吾有一术，名曰五禽戏：一曰虎，二曰鹿，三曰熊，四曰猿，五曰鸟，亦以除疾，兼利手足，以常导引。"全套功法通过模仿虎、鹿、熊、猿、鸟五种不同动物的动作，在进行肢体锻炼的同时，注重内气运行、意念导引以调整身心。

二、运动指导

（一）预备势

1. 技术动作

（1）两脚并拢，自然笔直，双手自然放在身体的两侧。胸部和腹部放松，头部笔直，下颌略微闭合，舌头轻抵上颌；眼睛看前方。

（2）左脚向左移一步，距离接近肩宽；膝盖略微弯曲并放松。多次调整气息，意守丹田。

（3）微屈肘部，手臂在身体前上方，向前平托，高度与胸部持平。

（4）两手肘下垂和外展，两手掌向内转，慢慢向下压在腹部前方；眼睛看前方。

重复（3）（4）2遍后，双手自然放在身体侧方。

2. 技术要点

两手臂抬起后按下，意在两手掌劳宫穴，动作柔和、均匀和连贯。当双臂抬起时，动作也可以与呼气、吸气配合。

（二）虎戏

1. 虎举

（1）技术动作。

①两手掌心向下方，十指撑开，再弯曲成虎爪状；眼睛看两手掌。

②随后两手外侧旋转，由小指先弯曲，其余四指依次弯曲握拳，拳心相对。两拳沿身体前方缓慢上提，至肩前时，十指撑开，举至头上方。眼睛看两手掌。

③两手掌再弯曲成虎爪状侧旋转握拳，拳心相对；眼睛看两拳。

④两拳下拉至肩前时，变掌下按，后沿身体前方下落至腹前，十指撑开，掌心向下方；眼睛看两手掌。

⑤重复①~④动作3遍后，两手自然垂于体侧；眼睛看前面。

（2）技术要点。十指撑开，弯曲成"虎爪"，外侧旋转握拳，三个环节均要贯注劲力。两手掌向上方如托举重物，提胸收腹，充分拔长躯体；两手掌下落如拉双环，含胸松腹，气沉丹田；眼睛跟随手动。动作可配合呼吸，两手掌上举时吸气，下落时呼气。

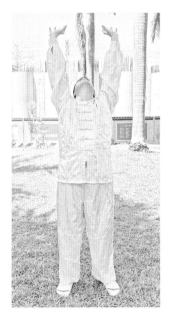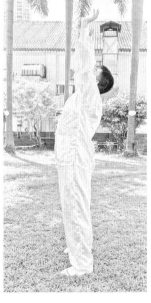

虎举

2. 虎扑

（1）技术动作。

①两手掌握空拳，沿身体两侧上提至肩前上方。

②两手向上方、向前画弧，十指弯曲成"虎爪"，掌心向下方；同时，上身前俯，挺胸塌腰；眼睛看前方。

③两腿屈膝下蹲，收腹含胸；同时，两手向下方画弧至两膝侧，掌心向下方；眼睛看前下方。随后，两腿伸膝，送髋，上身挺腹，后仰。同时，两手掌握空拳沿体侧向上方提至胸侧；眼睛看前上方。

④左腿屈膝提起，两手上举，左脚向前迈出一步，脚跟着地；右腿屈膝下蹲，成左虚步。同时，上身前倾，两拳变"虎爪"向前、向下方扑至膝前两侧，掌心向下方；眼睛看前下方。随后上身抬起，左脚收回，开步站立；两手自然下落于体侧，眼睛看前方。

⑤左右相反的重复①～④动作1遍，然后将此8个动作连接起来重复1遍后，两手掌向身体侧前方举起，高度与胸部持平，掌心向上方，眼睛看前面。两臂屈肘，两手掌内合下按，自然垂于体侧，眼睛看前方。

（2）技术要点。上身前俯，两手尽力向前伸，而臀部向后引，充分伸展脊柱。屈膝下蹲，收腹含胸要与伸膝、送髋、挺腹、后仰动作连贯，使脊柱形成由折叠到展开的蠕动，两手掌下按、上提要与之配合协调。虚步下扑时，速度可加快，配合快速深呼气，气由丹田发出，以气催力，力达指尖。

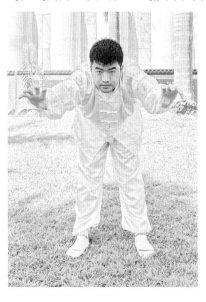 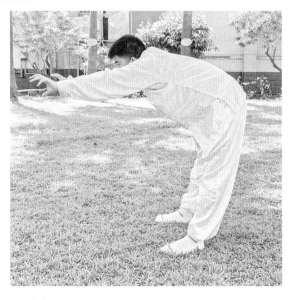

虎扑

（三）鹿戏

1. 鹿抵

（1）技术动作。

①两腿微屈，身体重心转移到右腿，左脚经右脚内侧向左前方迈步，脚跟着地。同时，身体稍朝右旋转，两手掌握空拳向右侧摆起，拳心向下方，高度与肩持平；眼睛随手动。

②身体重心向前面移动，左腿屈膝，脚尖外展踏实，右腿伸直蹬实；同时，身体朝左旋转，两拳变掌成"鹿角"向上方、向左、向后画弧，掌心向外，指尖朝后，左臂弯曲外展平伸，肘抵靠左腰侧；右臂举至头前，向左后方伸抵；眼睛看右脚跟；随后身体朝右旋转，左脚收回，开步站立。同时，两手向上方、向右、向下方画弧，两手掌握空拳下落于身体前方。眼睛看前下方。

③连续的左右交替重复练习①～②动作7遍。

（2）技术要点。腰部侧屈拧转，侧屈的一侧腰部要压紧，另一侧腰部则借助上举手臂后伸，得到充分牵拉。后脚脚跟要蹬实，固定下肢位置，加大腰腹部的拧转幅度，运转尾闾。动作可配合呼吸，两手掌画弧摆动时吸气，向后伸抵时呼气。

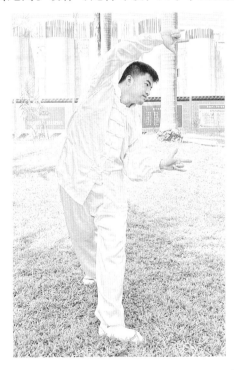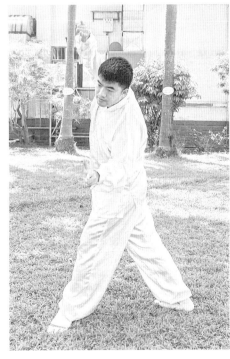

鹿抵

2. 鹿奔

（1）技术动作。

①左脚向前跨步，右腿伸直，左腿屈膝，成左弓步；同时，两手掌握空拳，向上方、向前画弧至身体前方，与肩同高，距离和肩宽接近，拳心向下方；眼睛看前方。

②身体重心向前面移动，左膝伸直，全脚掌着地，右腿屈膝；低头，弓背，收腹。同时，两臂内侧旋转，两手掌前伸，掌背相对，之前的空拳变为"鹿角"。

③身体重心向前面移动，上身抬起，右腿伸直，左腿屈膝，成左弓步。松肩沉肘，两臂外侧旋转，"鹿角"变空拳；高度与肩持平，拳心向下方；眼睛看前方。

④左脚收回，开步直立，两拳变掌回落于体侧。眼睛看前面。

⑤左右相反重复①～④动作1遍，然后将此8个动作连接起来重复1遍后，两手掌向身体侧前方举起，高度与胸部持平，掌心向上方；眼睛看前方。屈肘，两手掌内合下按，自然垂于体侧；眼睛看前面。

（2）技术要点。提脚前跨要有弧度，落步轻灵，体现鹿的安舒神态。身体后坐时，两臂前伸，胸部内含，背部形成"横弓"状；头前伸，背后拱，腹收缩，臀内敛，形成"竖弓"状，使腰背部得到充分伸展。动作可配合呼吸。身体后坐时配合吸气，重心向前面移动时配合呼气。

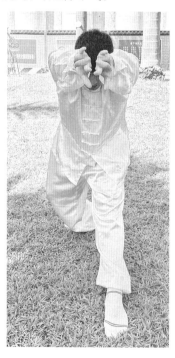
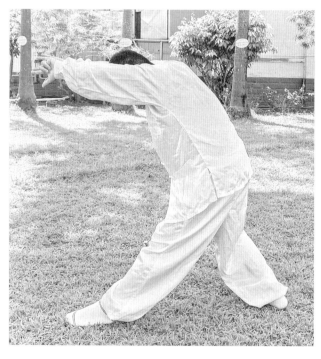

鹿奔

（四）熊戏

1. 熊运

（1）技术动作。

①接上式，两手掌握空拳成"熊掌"，拳眼相对，垂于下腹部。眼睛看两拳。

②以腰腹为轴，上身做顺时针摇晃。同时，两拳随之沿右肋部、上腹部、左肋部、下腹部画圆；眼睛随上身摇晃环视。

③重复①～②的动作1遍，然后左右相反将之前4个动作重复1遍，注意上身要做逆时针摇晃，两拳随之画圆。

（2）技术要点。两手掌画圆是因腰腹部的摇晃而被动牵动。两手掌画圆是外导，腰腹摇晃为内引，意念内气在腹部丹田运行。动作可配合呼吸，身体上提时吸气，身体向前方俯时呼气。

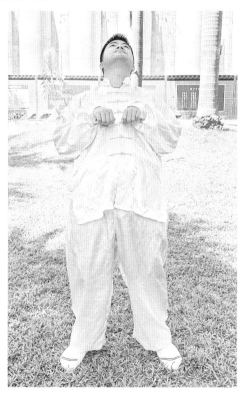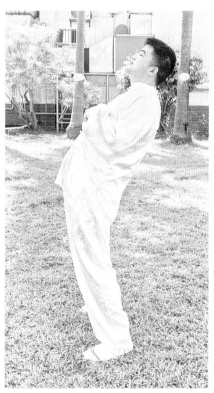

熊运

2. 熊晃

（1）技术动作。

①身体重心向右侧移动，左髋上提，牵动左脚离地，再微屈左膝；两手掌握空拳成"熊掌"；眼睛看左前方。

②身体重心向前面移动，左脚向左前方迈步落地，全脚掌踏实，脚尖朝前；右腿伸直；同时，身体朝右旋转，左臂内侧旋转前靠，左拳摆至左膝前上方，拳心向右；右拳摆至体后，拳心向后；眼睛看左前方。

③身体朝左旋转，重心后坐，右腿屈膝，左腿伸直；同时，拧腰晃肩，带动两臂前后弧形摆动，右拳摆至左膝前上方，拳心向右；左拳摆至体后，拳心向后；眼睛看左前方。

④身体朝右旋转，重心向前面移动；左腿屈膝，右腿伸直；同时，左臂内侧旋转前靠，左拳摆至左膝前上方，拳心向左；右拳摆至体后，拳心向后；眼睛看左前方。

⑤左右相反重复①～④动作1遍，然后将此8个动作连接起来重复1遍后，左脚上步，开步站立。同时，两手自然垂于体侧，两手掌向身体侧前方举起，与胸部高度持平，掌心向上方；眼睛看前面；屈肘，两手掌内合下按，自然垂于体侧；眼睛看前方。

（2）技术要点。动作按提髋、起腿、屈膝的先后顺序提腿。两脚向前面移动，横向间距稍宽于肩，随身体重心向前面移动，全脚掌踏实，使震动感传至髋关节处，体现熊步的沉稳厚实。

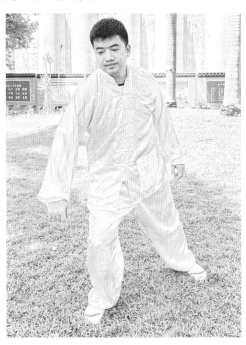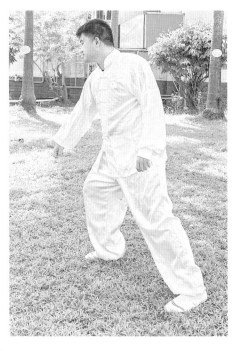

熊晃

（五）猿戏

1. 猿提

（1）技术动作。

①两手掌在身体前方，手指伸直分开，再屈腕撮拢捏紧成"猿勾"。

②两手掌上提至胸，耸肩，收腹提肛；同时，脚跟提起，头向朝左旋转；眼睛跟着头部动，看向身体左侧。

③两肩下沉，头转正，松腹落肛，脚跟着地；同时，"猿勾"变掌，掌心向下方；眼睛看前方。

④两手掌沿身体前方下按落于体侧。眼睛看前方。

⑤重复①～④动作1遍，注意头转的方向相反，然后将此8个动作连接起来重复1遍。

（2）技术要点。手掌变勾的速度要快。按耸肩、收腹、提肛、脚跟离地、转头的顺序，上提重心。两手掌上提吸气时，稍用力提起会阴部；下按呼气时，放下会阴部。

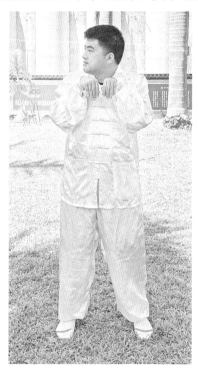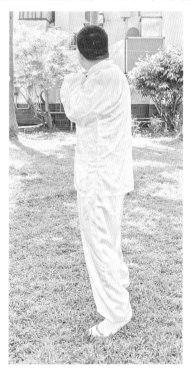

猿提

2. 猿摘

（1）技术动作。

①左脚向左后方退步，脚尖点地；右腿屈膝，重心落于右腿；同时，左臂屈肘，

左掌成"猿勾"收至左腰侧；右掌向右前方自然摆起，掌心向下方。

②身体重心向前面移动，左脚踏实，屈膝下蹲；右脚收至左脚内侧，脚尖点地，成右丁步。同时，右掌向下方经腹前向左上方画弧至头左侧，掌心对太阳穴；眼睛先随右掌动，再看向右前上方。

③右掌内侧旋转，掌心向下方，沿体侧下按至左髋侧；眼睛看右掌；右脚向右前方迈出一大步，左腿蹬伸，身体重心向前面移动，右腿伸直，左脚脚尖点地。同时，右掌经身体前方向右后上方画弧，举至体侧变"猿勾"，稍高于肩；左掌向前、向上方伸举，屈腕撮勾，成采摘势；眼睛看左掌。

④身体重心向前面移动；左掌由"猿勾"变为"握固"；右手变掌自然回落于身体前方，虎口向前；随后左腿屈膝下蹲，右脚收至左脚内侧，脚尖点地，成右丁步。同时，左臂屈肘收至左耳旁，掌指分开，掌心向上方，成托桃状；右掌经身体前方向左画弧至左肘下捧托；眼睛看左掌。

⑤左右相反重复①～④动作1遍，然后将此8个动作连接起来重复1遍后，左脚向左移一步，两腿直立。同时，两只手放松置于体侧，两手掌向身体侧前方举起，高度与胸部持平，掌心向上方；眼睛看前面；屈肘，两手掌内合下按，自然垂于体侧；眼睛看前方。

（2）技术要点。眼要随上肢动作变化左顾右盼，像猿猴那样灵动。屈膝下蹲时，全身呈收缩状。向上方采摘时肢体要充分展开。采摘时变"猿勾"，手指撮拢快而敏捷；成托桃状时，掌指要及时分开。

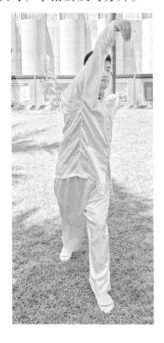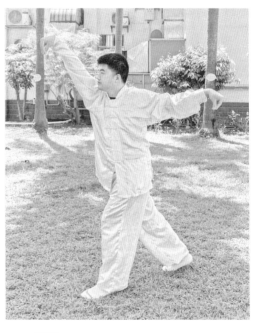

猿摘

（六）鸟戏

1. 鸟伸

（1）技术动作。

①两腿微屈下蹲，两手掌在腹前相叠。

②两手掌向上举至头前上方，掌心向下，指尖朝向前方；身体微前倾，提肩，缩项，挺胸，塌腰；眼睛看前下方。

③两腿微屈下蹲，同时两手掌相叠下按至腹前；眼睛看两手掌。

④身体重心向右侧移动，右腿蹬直，左腿伸直向后抬起；同时，两手掌左右分开，掌成"鸟翅"向体侧后方摆起，掌心向上方；抬头，伸颈，挺胸，塌腰；眼睛看前面。

⑤左脚回落成左右开立步，两腿微屈半蹲；同时，两手掌下落经体侧叠于腹前；眼睛看两手掌。

⑥两腿伸直。同时，两手掌上举至头前上方，掌心向下，指尖朝向为前方；身体微前倾，提肩，缩项，挺胸，塌腰。眼睛看前下方。

⑦接下来两个动作除左右相反外，其他都与③、④动作相同。将此8个动作连接起来重复1遍后，左脚下落，两脚开步站立，两手自然垂于体侧；眼睛看前面。

（2）技术要点。两手掌在身体前方相叠，注意动作的松紧变化。掌上举时，颈、肩、臀部紧缩；下落时，两腿微屈，颈、肩、臀部松沉。两臂后摆时，身体向上方拔伸，并形成向后及弓状。

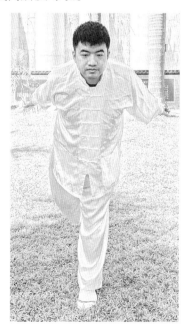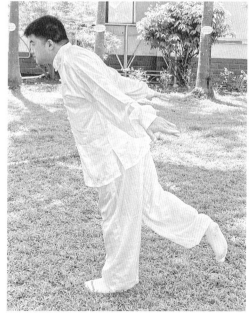

鸟伸

2. 鸟飞

（1）技术动作。

①两腿微屈，两手掌成"鸟翅"合于腹前，掌心相对；眼睛看前下方；右腿伸直独立；左腿屈膝提起，脚尖向下方；同时，两手掌成展翅状在体侧平举向上，稍高于肩，掌心向下；眼睛看前方。

②左脚下落在右脚旁，脚尖着地，两腿微屈；同时，两手掌合于腹前，掌心相对；眼睛看前下方。

③右腿伸直独立；左腿屈膝提起，小腿自然下垂，脚尖向下方；同时，两手掌经体侧向上方举至头顶上方，掌背相对，指尖向上；眼睛看前面。

④左脚下落在右脚旁，全脚掌着地，两腿微屈；同时，两手掌合于腹前，掌心相对。眼睛看前下方。

⑤左右相反重复①～④动作1遍，然后将此8个动作连接起来重复1遍后，两手掌向身体侧前方举起，高度与胸部持平，掌心向上方；眼睛看前面；屈肘，两手掌内合下按，两手自然垂于体侧。眼睛看前面。

（2）技术要点。两臂侧举，动作舒展，幅度要大，尽量展开胸部两侧；两臂下落内合，尽量挤压胸部两侧。手脚变化配合协调，同起同落。动作可配合呼吸，两手掌上提时吸气，下落时呼气。

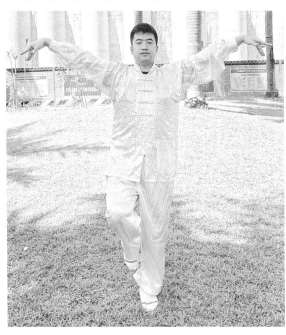
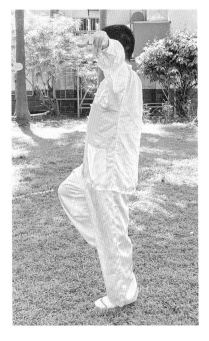

鸟飞

（七）收势

1. 技术动作

（1）两手掌经体侧上举过头顶，掌心向下。

（2）两手掌指尖相对，沿身体前方缓慢下按至腹前；眼睛看前面。重复这个动作 2 遍。

（3）两手缓慢在身体前方画平弧，掌心相对，高度与脐持平；眼睛看前方。

（4）两手在腹前合拢，虎口交叉，叠掌。眼微闭静养，调匀呼吸，意守丹田。

（5）两眼缓慢睁开，两手合掌，在胸前搓擦至热。

（6）掌贴面部上下擦摩 3 ～ 5 遍。

（7）两手掌向后沿头顶、耳后、胸前下落，自然垂于体侧；眼睛看前方。

（8）左脚提起向右脚并拢，恢复成预备势；眼睛看前面。

2. 技术要点

两手掌由上向下按时，身体各部位要随之放松。两手掌腹前画平弧动作，衔接要自然、圆活，有向前收拢物体之势，意将气息合抱引入丹田。

三、康复应用

五禽戏锻炼要做到全身放松，意守丹田，呼吸均匀，形神合一。

虎戏主肝。威生于爪，要力达指尖；神发于目，要虎视眈眈。爪甲与目皆属肝，用力时气血所至，可以起到舒筋、养肝、明目的作用；加之做虎举与虎扑的动作时身体舒展，两臂向上拔伸，身体两侧得到锻炼，使得肝胆经脉循行部位气血通畅。经常练习虎戏，自然会使肝气舒畅，肝系病症得到缓解。

鹿戏主肾。鹿抵时腰部左右扭动，尾闾运转，腰为肾之腑，通过腰部的活动锻炼，可以刺激肾脏，起到壮腰强肾的作用；鹿奔时胸向内含，脊柱向后凸，形成竖弓，通过脊柱的运动使得命门开阖，强壮督脉。肾藏精，督脉主一身之阳气，肾脏与督脉功能得到改善，可以调节生殖系统功能。

熊戏主脾。熊运动时身体以腰为轴运转，使得中焦气血通畅，对脾胃起到挤压按摩的作用；熊晃时，身体左右晃动，疏肝理气，亦有健脾和胃之功。脾胃主运化水谷，其功能改善不仅可以增强消化系统功能，还可以为身体提供充足的营养物质。经常练习熊戏，不思饮食、腹胀腹痛、便泄便秘等症状可得到缓解。

猿戏主心。猿提时手臂夹于胸前，收腋，手臂内侧有心经循行，通过练习猿提动作可以使心经血脉通畅；猿摘时对心经循行部位也有较好的锻炼作用，加之上肢大幅度的运动，可以对胸廓起到挤压按摩的作用，增强心脏泵血功能。心主血脉，常练猿戏，可以改善心悸、心慌、失眠、多梦、盗汗、肢冷等症状。

鸟戏主肺。鸟戏主要是上肢的升降开阖运动，这些动作不仅可以牵拉肺经，起到疏通肺经气血的作用，还可以通过胸廓的开阖直接调整肺的潮气量。肺主气，司呼吸，主治节，通调水道，常练鸟戏，可以增强人体呼吸功能，胸闷、气短、鼻塞、流涕等症状可以得到缓解。

第四节   易筋经

一、概述

易筋经，"易"是改变之意；"筋"为筋肉，泛指肌腱、肌肉、筋膜等软组织；"经"指方法。"易筋"就是把筋挛者易之以舒，筋弱者易之以强，筋弛者易之以和，筋缩者易之以长，筋靡者易之以壮，从而将痿弱的"筋"改变成强壮的"筋"。锻炼过程中要求达到气盈力健，骨劲膜坚，刚柔相济，动静相兼，意力统一的境界。长期以来，易筋经不仅是广大推拿人员强身健体、提高体力的练功方法之一，同时也是人们防治疾病、延年益寿的常用传统运动康复保健功法。

二、运动指导

1. 韦驮献杵第一势

（1）口诀。立身期正直，环拱手当胸，气定神皆敛，心澄貌亦恭。

（2）动作姿势。

①预备桩功。两脚平行站立，与肩等宽，双膝微屈。两臂自然下垂于身体两侧，五指自然并拢，微屈。两眼平视前方，继而放松，轻轻闭合，眼若垂帘。心平气和，神态安详，洗心涤虑，心澄貌恭。全身自上而下，头颈、肩、臂、手、胸、腹、臀、大腿、小腿、脚依次放松，躯体各关节及内脏放松，做到身无紧处，心无杂念，神意内收。

②拱手当胸。两臂徐徐前举，掌心相对与肩等宽，两臂平直，再屈肘，肘关节自然下垂，两手慢慢内收，距胸约一拳后，两手指尖相叠，拇指轻触，掌心向内。此时要求沉肩坠肘，含胸拔背，气沉丹田，舌抵上腭。

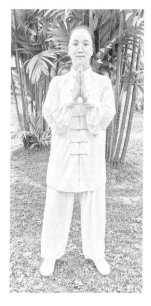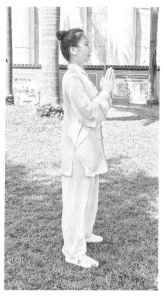

韦驮献杵第一势

2. 韦驮献杵第二势

（1）口诀。掌托天门目上视，足尖着地立身端；力周腿胁浑如植，咬紧牙关莫放宽；舌下生津将腭抵，鼻中调息觉心安；两拳缓缓收回处，弛力还将挟重看。

（2）动作姿势。掌托天门：接上势，两臂上举，翻转掌心向上，掌心朝天，十指相对，舌抵上腭，仰面观天，目视九天之外，脚跟提起，足尖着地。

收势时，双掌变拳，旋动前臂，然后上肢用劲，缓缓将两拳自上往下收至腰部，拳心向上；在收拳的同时，足跟随势缓缓下落，两拳至腰部时，两足跟恰落至地。

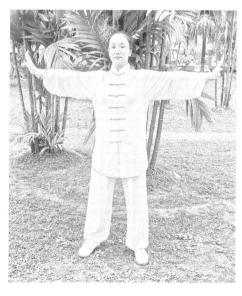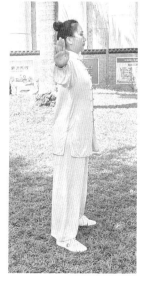

韦驮献杵第二势

3. 韦驮献杵第三势

（1）口诀。足趾挂地，两手平开，心平气静，目瞪口呆。

（2）动作姿势。横担降魔杵：接上势，翻转掌心向下，两掌左右分开，缓慢上抬呈侧平举，意念在无限远处。两手微高于肩，两眼平视前方，极目远眺，舌尖放下平铺，松腰松胯，两足趾抓地，似要生根之状，全身放松，心平气和，排除杂念。

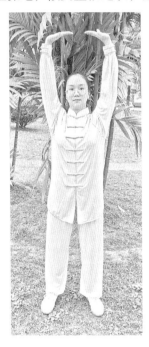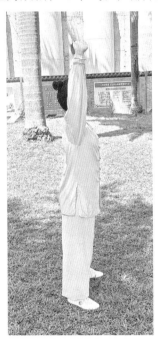

韦驮献杵第三势

4. 摘星换斗势

（1）口诀。单手擎天掌覆头，再从掌内注双眸；鼻端吸气频调息，用力收回左右眸。

（2）动作姿势。

①单手擎天掌覆头：右手经身体右侧缓缓向上举起，掌心朝天，五指朝左，松肩直臂。左手外劳宫紧贴命门。舌抵上腭，仰面上观手背，透过手背看九天之上，身体自命门起上下双向伸展。

②俯首贯气：右掌翻转向下，屈肘，头正，舌尖自上腭自然放下，眼平视前方或轻闭，同时"神返身中"。久练后与双手擎天连续练习时有"人在气中，气在人内"之感。左手动作与右手动作相同。

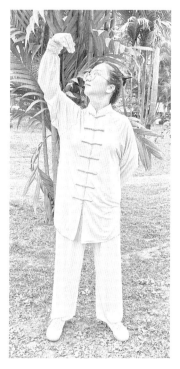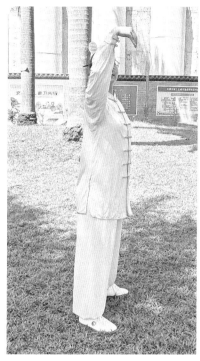

摘星换斗势

5. 倒拽九牛尾势

（1）口诀。两腿后伸前屈，小腹运气放松，用力在于两膀，观拳须注双瞳。

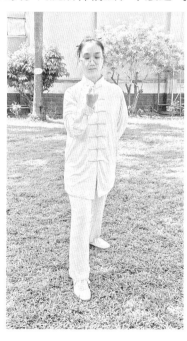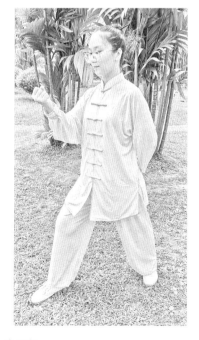

倒拽九牛尾势

（2）动作姿势。

①右脚向右侧迈出一步成右弓步。同时，右手握拳上举，拳稍过头顶，拳心向内，屈肘；前臂与上臂所成角度略大于90°；肘不过膝，膝不过足，成半圆形，两眼观右拳；右手握拳，直肘向后伸展，拳心向后，前后两拳成绞绳状，称为螺旋劲；松肩，两肩要平而顺达；背直，塌腰收臀，胸略内含，藏气于小腹，鼻息调匀，舌尖轻抵上腭。

②导气下达，两拳放松成半握拳状；舌尖自上腭放下，肩、腰放松，左手劳宫穴发气，闭目。气自天目穴进入，依次贯穿脑髓、脊髓、两腿骨髓，直达两脚涌泉穴。

③转身向左，动作与前式相同，但左右方向相反。

6. 出爪亮翅势

（1）口诀。挺身兼怒目，握手向当前；用力收回处，功须七次全。

（2）动作姿势。

①握拳护腰。由第一势预备桩功，上身前俯，两臂在身前松垂，两手握拳，由身前缓缓提起，置于腰间，拳心朝上。同时配合顺气，身直胸展，舌尖轻抵上腭。

②两拳变掌，缓缓向前推出，至终点时掌心朝前，坐腕（即立腕：掌根下压，手指向上），屈指，高度与肩平，两眼平视指端，延展及远（即越过指端向远处看）。

③松腕，虚掌，十指微屈，屈肘，两手缓缓向胸胁收回，势落海水还潮，两眼轻闭，舌尖轻抵上腭，配以缓缓吸气。

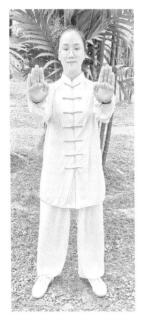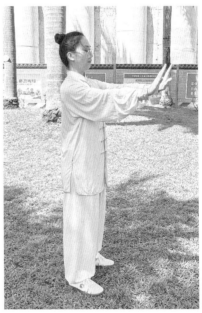

出爪亮翅势

7.九鬼拔马刀势

（1）口诀。侧首弯肱，抱顶及颈；自头收回，弗嫌力猛，左右相轮，身直气静。

（2）动作姿势。

①左手后背，掌心朝外，置于腰部；右手上举过头，屈肘贴枕部抱头，手指压拉左耳，右腋张开；同时头颈腰背拧转向右后方，目视左足跟；舌尖轻抵上腭，稍停片刻。

②拧身复正，侧头上观；两眼延展及远；舌尖轻抵上腭，身直气静；两手沿体前缓慢下落，恢复预备桩功；左右动作相同，方向相反。

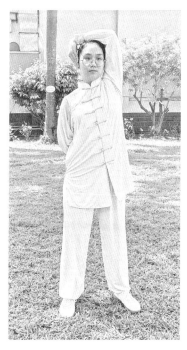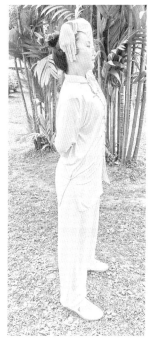

九鬼拔马刀势

8.三盘落地势

（1）口诀。上腭坚撑舌，张眸意注牙；足开蹲似踞，手按猛如拿；两掌各翻起，千斤重有加；瞪睛兼闭口，起立足无斜。

（2）动作姿势。

①同第一势预备桩功，屈膝下蹲，同时两掌分向身侧胯旁，指尖朝向左右侧方（微微偏前），虎口撑圆，目视前方，延展及远。上虚下实，空胸实腹，松腰敛臀，气蓄小腹。要做到顶平、肩平、心平气静。

②两腿伸直，翻掌托起，如托千斤；舌抵上腭，两眼向前平视，全身放松。

③俯掌屈膝下按(恢复马步蹲按)，配以呼吸,如此反复蹲起3次。年轻体壮者宜全蹲,站起时宜缓，同时握拳上提。

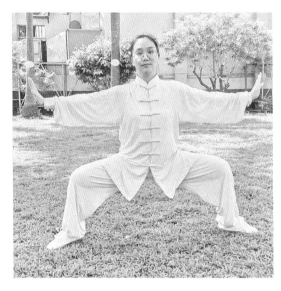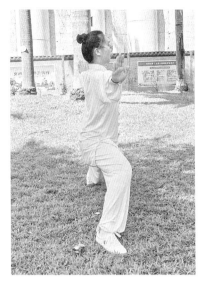

三盘落地势

9. 青龙探爪势

（1）口诀。青龙探爪，左从右出；修士效之，掌平气实；力至肩背，围收过膝；两目平注，息调心谧。

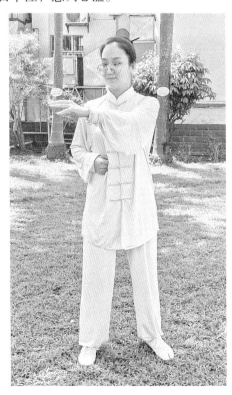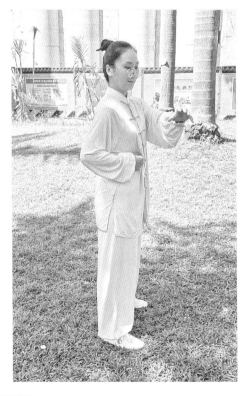

青龙探爪势

（2）动作姿势。

①上身微俯，两手握拳，缓缓自身前提起，置于腰间，拳心朝上，同时配合吸气；舌尖轻抵上腭；右拳以拳面抵于章门穴，左拳变掌上举过头，腰身缓缓屈向左侧，使左腰充分收缩，右腰极度伸展；掌心朝下，舌尖轻抵上腭，自然呼吸，目视左掌。

②微屈膝俯身，旋臂反掌，下蹲，右手翻转掌心向下，手背离地面少许，自右方沿地面经前方划弧至右脚外侧；左拳变掌落下，同时身体亦随之转正，两握拳；直立，右掌同时提至右章门穴。左右动作相同，但左右相反。

10. 卧虎扑食势

（1）口诀。两足分蹲身似倾，屈伸左右腿相更；昂头胸作探前势，偃背腰还似砥平；鼻息调元均出入，指尖着地赖支撑；降龙伏虎神仙事，学得真形也卫生。

（2）动作姿势。

①上身微俯，两手握拳，缓缓自身前提起置于腰间，拳心朝上，身直胸展；两拳顺胸部向上伸至肩部，拳心转向里，同时屈膝、屈胯、微蹲蓄势，配以深长吸气。

②右脚踏前一步，顺势成右弓步，同时臂内旋变掌向前下扑伸，掌高与胸齐，眼视两手，在扑伸的同时发"哈"声吐气；身体前倾，腰部平直，右脚收回，双脚并拢；头向上略抬，两眼平视及远。极目远眺。

前两个动作要协调一致。两脚不动，起身后坐同时两手握拳，沿右腿上提。其他动作与前述动作同，如此共扑伸 3 次，右脚收回。右式与左式相同，但左右相反。

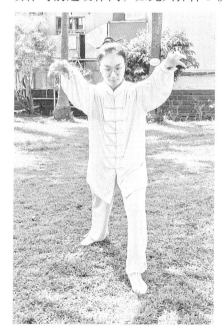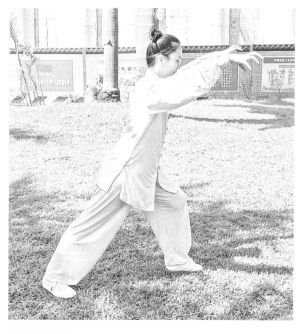

卧虎扑食势

11. 打躬势

（1）口诀。两手齐持脑，垂腰直膝间；头惟探胯下，口更啮牙关；掩耳聪教塞，调元气自闲；舌尖还抵腭，力在肘双弯。

（2）动作姿势。

①两臂展直，自身侧高举过头，仰面观天，头颈正直，屈肘两手抱后脑，掌心掩耳，两肘张开，与肩平行；上身前俯成打躬状，头部低垂，大约至两膝前方；两膝勿屈，微微呼吸，掌心掩耳；两手以指（食、中、无名指）交替轻弹后脑（风池穴附近）各36次。

②缓缓伸腰站直，先左侧拧腰侧转，再向右侧拧腰侧转，往返7次，两脚勿移，腰直目松，膝直不僵，舌尖自然放下；在身体转至正中后，抬起脚跟，同时两手自脑后高举过头，仰掌呈擎天状，身体充分舒展，并配合吸气。

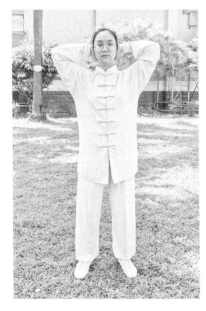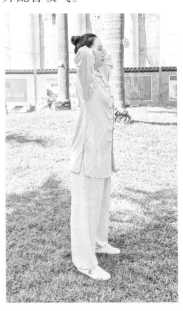

打躬势

12. 掉尾势

（1）口诀。膝直膀伸，推手自地；瞪目昂头，凝神一志；起而顿足，重复21次；左右伸肱，以七为志；更作坐功，盘膝垂眦；口注于心，息调于鼻；定静乃起，厥功维备。

（2）动作姿势。

①两手分别自身侧高举过头。两掌相合，提顶、伸腰、展臂、提起脚跟极力高举。脚跟落地，两脚踏实，同时两掌落至胸前；十指交叉翻转，掌心朝外，两臂也随之前伸，展直；翻掌朝下，在身前徐徐下降至裆的部位后，弯腰前俯，继续下按至地；膝不可屈，如有未达，不可勉强；下按至终点时，昂头，舌抵上腭。如此俯仰躬身重复举按3～5次。

②转腰向右方，两脚不移，仅右脚步变虚，左腿变实，左膝微屈。同时两手保持

交叉状态，沿地面划弧移至右脚外侧；两臂保持伸展，自右方高举转头，掌心朝上，仰面观天，拧腰180°转向左方，徐徐弯腰左方俯身，下按至左脚步外侧，如未达到，不可勉强，可继续俯仰3～5次，以后逐渐靠近地面。

最后一次下按左脚外侧时，伸舒腰身两臂，随之高举过头；继之拧腰转身至正前方；两掌相合，徐徐降至胸前；两掌缓缓分开，十指相对，下按，自然下垂于两胯旁，恢复成预备桩功姿势；两脚跟起落顿地3～21次。

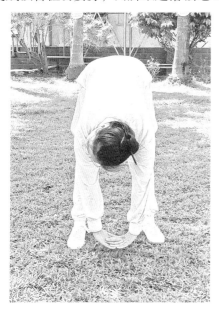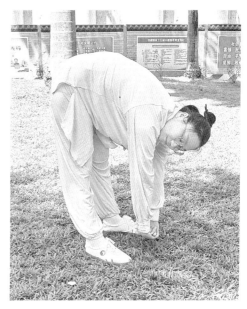

掉尾势

三、康复应用

易筋经是保健强身和传统运动疗法的基础功法，起到疏通经络、运行气机、防病健身的作用。练习此功法，可激发人体正气。同时，易筋经既能练气，又佐以练力，久练后可使气力倍增，既是推拿、针灸治疗师作为行气布气的基础训练功法，也是老、弱、病、残者重要的传统运动疗法。临床可用于神经衰弱、胃肠疾病、呼吸系统疾病、肢体关节病变、颈腰椎疾病和瘫痪病等的康复治疗。

功法每天练1～2次。初练时首先要将姿势练熟，然后再进行呼吸、意念和姿势的配合锻炼，最终达到三调合一。练功的运动量可根据个人的体质和体力情况灵活掌握，逐渐增加，不可操之过急。中老年人练习此功法，不可向上提气，提足跟之动作可以不做，否则易引起血压升高、头痛、头晕等。心脑血管疾病患者练习时宜多用意而少用力，各式均顺其自然，量力而行。

第五节　六字诀

一、概述

六字诀，也叫作"六字气诀"，是我国传统气功中的一种。它的特点主要是以呼吸吐纳为手段。最早记载六字诀的文献是南朝梁代陶弘景所著的《养性延命录》。六字诀是一种吐纳法。它是通过嘘、呵、呼、呬、吹、嘻六个字的不同发音口型，唇齿喉舌的用力不同，以带动不同的脏腑经络气血的运行。

二、运动指导

（一）预备势

1. 技术动作

两脚分开直立与肩同宽，两膝微屈；头正颈直，下颏微收，竖脊含胸；两臂自然下垂，身体正直；舌尖放平，轻贴上腭；眼睛看前下方。

2. 技术要点

鼻吸鼻呼，自然呼吸，思想安静，全身保持放松状态。

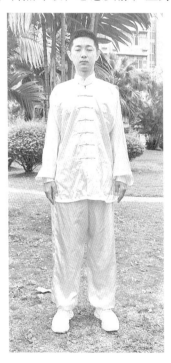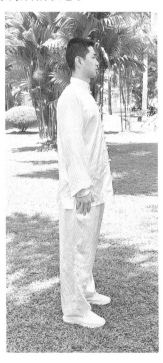

预备势

（二）起势

1. 技术动作

（1）屈肘，双手十指相对，掌心向上方，缓缓上托至胸前。

（2）两手掌内翻，掌心向下方，缓缓下按，高度与脐持平。

（3）微屈膝下蹲，身体后坐；同时，两手掌内侧旋转外翻，缓缓向前拨出，至两臂成圆。

（4）两手掌外侧旋转内翻，掌心向内。起身，两手掌缓缓收拢至肚脐前，虎口交叉相握轻覆肚脐；静养片刻，自然呼吸；眼睛看前下方。

2. 技术要点

鼻吸鼻呼，两手掌上托时吸气，下按、向前拨出时呼气，收拢时吸气。

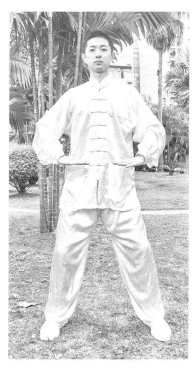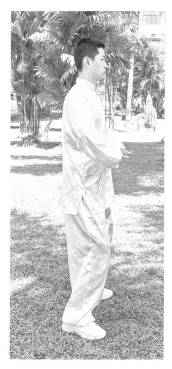

起势

（三）嘘字诀

1. 技术动作

（1）两手松开，掌心向上方，小指轻贴腰际，向后回收至腰间。

（2）两脚不动，身体朝左旋转 90°；右掌由腰间缓缓向左侧穿出，约与肩同高，并配合口吐"嘘"字音；两目渐渐圆睁，眼睛看右掌伸出方向。

（3）右掌沿原路收回腰间，同时身体转回正前方；眼睛看前下方。

（4）身体朝右旋转90°；同时，左掌由腰间缓缓向右侧穿出，约与肩同高，并口吐"嘘"字音；两目渐渐圆睁，眼睛看左掌伸出方向。

（5）左掌沿原路收回腰间；同时，身体转回正前方，眼睛看前下方。

（6）如此左右穿掌各3遍。本式共吐"嘘"字音6次。

2.技术要点

"嘘"字吐气法："嘘"字音xū，属牙音。发音吐气时，嘴角后引，槽牙上下平对，中留缝隙，槽牙与舌边亦有空隙；发声吐气时，气从槽牙间、舌两边的空隙中呼出体外；穿掌时口吐"嘘"字音，收掌时鼻吸气。

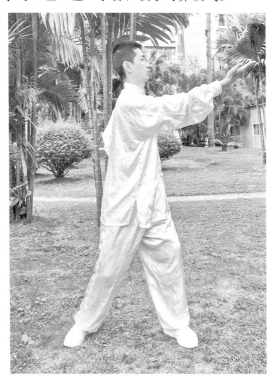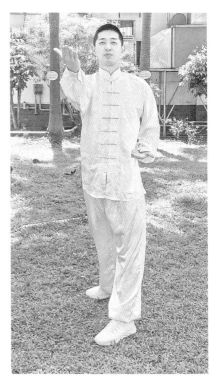

嘘字诀

（四）呵字诀

1.技术动作

（1）吸气，与此同时，两手掌小指轻贴腰际微上提，指间朝向斜下方；眼睛看前下方；屈膝下蹲，同时，两手掌缓缓向前下约45°方向插出，微微屈臂；眼睛看两手掌。

（2）微微屈肘收臂，两手掌向小指一侧相靠，掌心向上，成"捧掌"，高度大概与脐持平；眼睛看两手掌心。

（3）两膝缓缓伸直；同时，屈肘，两手掌捧至胸前，掌心向内，两中指约与下颏同高；眼睛看前下方。

（4）两肘向外展开，高度与肩相当；同时，两手掌内翻，掌指朝下，掌背相靠。然后，两手掌缓缓下插；眼睛看前下方。从插掌开始，口吐"呵"字音。

（5）两手掌下插至肚脐前时，微屈膝下蹲；同时，两手掌内侧旋转外翻，掌心向外，缓缓向前拨出，至两臂成圆；眼睛看前下方。

（6）两手掌外侧旋转内翻，掌心向上方，于腹前成"捧掌"；眼睛看两手掌心。

（7）两膝缓缓伸直，同时屈肘，两手掌抬至胸前，掌心向内，两中指约与下颏同高，眼睛看前下方。

（8）两肘外展，高度与肩持平；同时，两手掌内翻，掌指朝下，掌背相靠；然后两手掌缓缓下插；眼睛看前下方。从插掌开始，口吐"呵"字音。重复（5）～（8）动作4遍。本式共吐"呵"字音6次。

2. 技术要点

"呵"字吐气法："呵"字音 hē，为舌音，特别需要注意发声时舌体的上拱动作。舌边轻贴上槽牙，气从舌与上腭之间缓缓呼出体外；两手掌捧起时鼻吸气；插掌、外拨时呼气，口吐"呵"字音。

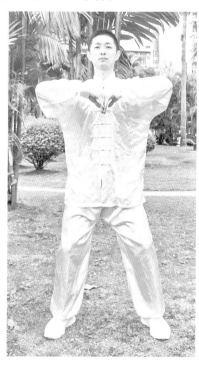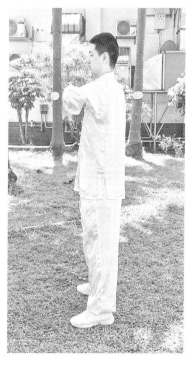

呵字诀

（五）呼字诀

1. 技术动作

（1）连接上式两手掌向前拨出后，外侧旋转内翻，转掌心向内对肚脐，指尖斜相对，五指张开；两手掌心间距与掌心至肚脐距离相等；眼睛看前下方。

（2）两膝缓缓伸直；同时，两手掌缓缓向肚脐方向合拢，至肚脐前约 10 cm。

（3）微屈膝下蹲；同时，两手掌向外展开至两手掌心间距与掌心至肚脐距离相等，两臂成圆形，并口吐"呼"字音；眼睛看前下方。

（4）两膝缓缓伸直；同时，两手掌缓缓向肚脐方向合拢。

重复（3）（4）动作5遍。本式共吐"呼"字音6次。

2. 技术要点

"呼"字吐气法："呼"字音 hū，为喉音。发声吐气时，舌两侧上卷，口唇撮圆，气从喉出后，在口腔中形成一股中间气流，经撮圆的口唇呼出体外。两手掌向肚脐方向收拢时吸气，两手掌向外展开时口吐"呼"字音。

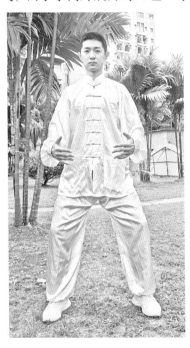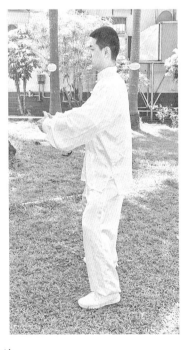

呼字诀

（六）呬字诀

1. 技术动作

（1）两手掌自然下落，掌心向上方，十指相对；眼睛看前下方。

（2）两膝缓缓伸直；同时，两手掌缓缓向上方托至胸前；眼睛看前下方。

（3）两肘下落，夹肋，两手顺势立掌于肩前，掌心相对，指尖向上方。两肩胛骨向脊柱靠拢，展肩扩胸，藏头缩项；眼睛看前斜上方。

（4）微屈膝下蹲，同时松肩伸项，两手掌缓缓向前平推逐渐转成掌心向前亮掌，同时口吐"呬"字音；眼睛看前方。

（5）两手掌外侧旋转腕，转至掌心向内，指尖相对，约与肩宽。

（6）两膝缓缓伸直；同时屈肘，两手掌缓缓收拢至胸前约10 cm，指尖相对；眼睛看前下方。

（7）两肘下落，两手顺势立掌于肩前，掌心相对，指尖向上方；两肩胛骨向脊柱靠拢，展肩扩胸，藏头缩颈；眼睛看斜前上方。

（8）微屈膝下蹲；同时，松肩伸项，两手掌缓缓向前平推逐渐转成掌心向前，并口吐"呬"字音；眼睛看前方。

2. 技术要点

"呬"字吐气法："呬"字音 sī，为齿音。发声吐气时，上下门牙对齐，留有狭缝，舌尖轻抵下齿，气从齿间呼出体外；推掌时，呼气，口吐"呬"字音；两手掌外侧旋转腕，缓缓收拢时鼻吸气。

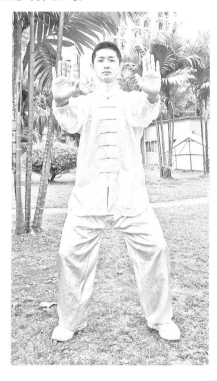
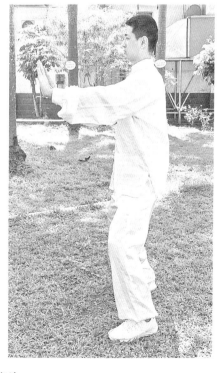

呬字诀

（七）吹字诀

1. 技术动作

（1）两手掌前推，随后松腕伸掌，指尖朝前方，掌心向下方。

（2）两臂向左右分开成侧平举，掌心斜向后，指尖向外。

（3）两臂内侧旋转，两手掌向后划弧至腰部，掌心轻贴腰眼，指尖斜向下方；眼睛看前下方。

（4）微屈膝下蹲，同时两手掌向下方沿腰骶、两大腿外侧下滑，后屈肘提臂环抱于腹前，掌心向内，指尖相对，高度与脐持平；眼睛看前下方。

（5）两手掌从腰部下滑时，口吐"吹"字音，两膝缓缓伸直；同时，两手掌缓缓收回，轻抚腹部，指尖斜向下方，虎口相对；眼睛看前下方。

（6）两手掌沿带脉向后摩运；两手掌至后腰部，掌心轻贴腰眼，指尖斜向下方；眼睛看前下方。

（7）微屈膝下蹲，同时两手掌向下方沿腰骶、两大腿外侧下滑，后屈肘提臂环抱于腹前，掌心向内，指尖相对，约与脐平；眼睛看前下方。重复（5）～（7）动作4遍。本式共吐"吹"字音6次。

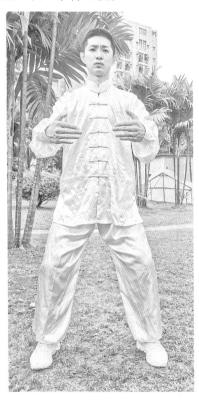 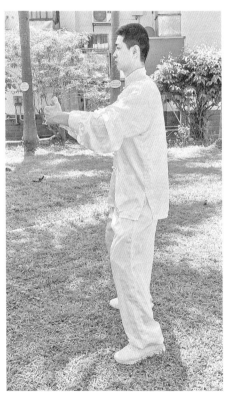

吹字诀

2. 技术要点

"吹"字吐气法："吹"字音 chuī，为唇音。发声吐气时，舌体、嘴角后引，槽牙相对，两唇向两侧拉开收紧，气从舌两边绕舌下，经唇间呼出体外；两手掌从腰部下滑、环抱于腹前时呼气，口吐"吹"字音；两手掌向后收回、横摩至腰时以鼻吸气。

（八）嘻字诀

1. 技术动作

（1）两手掌环抱，自然下落于身体前方；眼睛看前下方。两手掌内侧旋转外翻，掌背相对，指尖向下；眼睛看两个手掌。

（2）两膝缓缓伸直，过程中提肘带手，经身体前方上提至胸；随后，两手继续上提到面前，分掌、外开、上举，两臂成弧形，掌心斜向上；眼睛看前上方。

（3）屈肘，两手经面部前回收至胸前，高度与肩相当，指尖相对，掌心向下；眼睛看前下方。然后微屈膝下蹲；同时，两手掌缓缓下按至肚脐前。

（4）两手掌继续向下方，向左右外分至左右髋旁约 15 cm，掌心向外，指尖向下；眼睛看前下方。

（5）从两手掌下按开始配合口吐"嘻"字音；两手掌掌背相对合于小腹前，掌心向外，指尖向下；眼睛看两手掌。

（6）两膝缓缓伸直，过程中提肘带手，经身体前方上提至胸前；然后两手继续上提至面前，分掌、外开、上举，两臂成弧形，掌心斜向上；眼睛看前上方。

（7）屈肘，两手经面前回收至胸前，高度与肩持平，指尖相对，掌心向下；眼睛看前下方；然后微屈膝下蹲；同时两手掌缓缓下按至肚脐前；眼睛看前下方。

（8）两手掌顺势外开至髋旁约 15 cm，掌心向外，指尖向下，眼睛看前下方。从两手掌下按开始配合口吐"嘻"字音。重复（5）～（7）动作 4 遍。本式共吐"嘻"字音 6 次。

2. 技术要点

"嘻"字吐气法："嘻"字音 xī，为牙音。发声吐气时，舌尖轻抵下齿，嘴角略后引并上翘，槽牙上下轻轻咬合，呼气时使气从槽牙边的空隙中经过呼出体外；提肘、分掌、向外展开、上举时鼻吸气，两手掌从胸前下按、松垂、外开时呼气，口吐"嘻"字音。

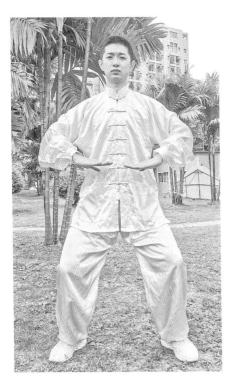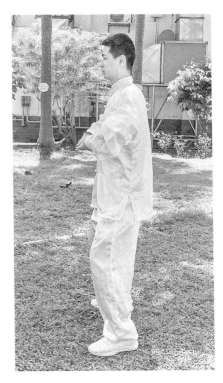

嘻字诀

（九）收势

1. 技术动作

（1）两手外侧旋转内翻，转掌心向内，缓缓抱于腹前，虎口交叉相握，轻覆肚脐；同时两膝缓缓伸直；眼睛看前下方；静养片刻。

（2）两手掌轻揉肚脐周边，顺逆时针各6圈。两手掌松开，两臂自然垂直于体侧；眼睛看前下方。

2. 技术要点

体态松而意念静。

三、康复应用

六字诀的疗效以泻实为主，适用于脏腑实证。通过呼吸发音，并延长呼气时间来达到治疗目的。如高血压一般表现为肝阳上亢，可用口缓缓呼气，适当延长呼气并随之放松全身，同时默念"嘘"字，以平抑肝火，缓解头晕、头痛，降低血压。对于脏腑虚证，可按五行生克规律，以泻为补。例如肺气不足，当以增加"呵"字练习次数来补肺气，其原理是"火克金"，泻心可补肺，即泻其克己一方，也就起到扶己助己的作用。

　　练习六字诀全套，每字重复6次，全套一共做36次。早晚各练3遍。如某一脏器有病，相应之字可加练1～3倍。需要特别注意的是，六字诀虽为康复治疗之良法，但多吸则伤阴，多呼则伤阳，习练者切不可急于求成，一次练习过多。同时也不可只单练一个字，以免引起各种不适。

第五章 偏瘫的中医运动疗法

偏瘫患者由于神经功能损伤导致肢体功能低下，在进行神经促通技术主动运动诱发时及肌力增强训练时容易出现疲劳、乏力，常常完不成既定的康复训练计划。编者根据运动疗法和中医推拿的作用机理及多方研究，最终集成出中医运动疗法。

首先，根据患者情况运用循经推拿、手指点穴等调理机体。《黄帝内经》关于治疗痿证的论述如下："论言治痿者独取阳明，阳明者，五藏（脏）六府（腑）之海，主闰宗筋，宗筋主束骨而利机关也。冲脉者，经脉之海也，主渗灌溪谷，与阳明合于宗筋，阴阳总宗筋之会，会于气街，而阳明为之长，皆属于带脉，而络于督脉。故阳明虚，则宗筋纵，带脉不引，故足痿不用也。"因此，脑损伤后偏瘫侧肢体在循经推拿及手指点穴时多取手阳明大肠经、足阳明胃经及其穴位。结合现代康复理念上肢辅以伸肌侧为主。

其次，根据运动疗法的需要，如需增加刺激量时就多运用推拿的拍打法、捏拿法、掐法、擦法及手指点穴等；要缓解疲劳时多用一指禅、揉法、滚法等放松；要处理痉挛时对痉挛肌多用拔伸、振法、揉法、滚法、点按法等放松；对拮抗肌多用拍打法、捏拿法、刮擦法、快速牵张法等进行兴奋；处理躯干肌肉痉挛时先采用扳法缓解，然后进行躯干的选择性运动与控制；还有脑损伤后痛肩运用中医推拿、针灸、中药热敷等中医外治往往亦取得意想不到的效果。课题组经长期临床观察，集成运用中医运动推拿治疗脑损伤后患者乐于接受康复训练，康复即时见效，能在规定时间内完成康复训练计划，无明显疲劳感，可以极大地提高患者、家属康复信心，提高康复治疗效果。

第一节 偏瘫运动障碍评价

（1）意识、语言评价：意识是否清晰，言语是否流利，失语则判断是否有感觉性失语，交流能力如何。

①应用简易精神状态检查 MMSE 进行认知功能评定。

②通过标记测验、汉语失语检查法判断是否存在感觉性失语。

（2）感觉功能的检测：采用感觉评价记录表检测浅感觉，包括温度觉、疼痛觉、触觉、压觉，本体感觉（深感觉）包括关节觉、震动觉、深部触觉，复合感觉（皮质感觉）包括皮肤定位觉、两点分辨觉、图形觉、实体觉。

（3）关节活动度和肌力、肌张力的检查：采用上肢关节活动度评价记录表及颈、躯干及下肢关节活动度评价记录表，徒手肌力测定 MMT，改良的 Ashworth 痉挛评价表，自拟躯干痉挛评价表。

自拟躯干痉挛评价表：研究表明，躯干核心肌群均先于肢体肌肉收缩，为身体姿势控制、竞技运动技能和专项动作技巧的灵活性提供了稳定和支持。自拟该表旨在评价躯干运动功能的状态，完善评价体系。课题组将进行临床信效度的研究（评价内容见下表）。

（4）运动功能的评价。采用 Brunnstrom 肢体功能恢复阶段六级分法评价。

（5）平衡和协调功能评价。①采用 Berg 平衡量表评价。②采用指鼻试验、指指试验、跟—膝—胫试验、轮替动作、闭目难立征（Romberg 征）、站立后仰试验、准确测验、手指灵巧性评价、观察日常生活动作等检查协调功能。③躯干肢体的控制能力检查（姿势、骨盆、上下肢）运动控制能力。

（6）立位患侧下肢负重能力和重心转移检查。

（7）步态分析。采用步态观察分析表。

（8）日常生活活动能力（ADL）评价。采用 Barthel 指数评价。

（9）运用中医整体观念进行辨证诊断患者整体状态（气血亏虚、气阴两虚、肝肾阴虚、脾肾阳虚等证型）。

（10）向患者及家属交代并发症的预防与注意事项。如肩关节的保护、异常姿势的管理，摔倒风险的防范等。签订康复知情书。

对入选治疗组病例按既定运动疗法标准化康复评价流程先予以全面评价，对康复评价结果进行综合分析（障碍分析、运动解剖分析、动作分析），并根据评价分析的结果按相关路径进行康复治疗。

不同时期康复评价内容如下。

早期（入院 4 周内）：完成（1）（2）（3）（4）（5）（9）项评价。

中期（入院 5～8 周）：完成（4）（5）（6）（7）（8）项评价。

后期（入院 9～12 周）：完成（4）（5）（7）（8）项评价。

具体病例可根据患者 Brunnstrom 肢体功能恢复阶段六级分法增减评价内容。

自拟躯干痉挛评价量表

项目	评分	标准	评估日期 / 医生签名					
			月	日	月	日	月	日
颈屈	1分	被动活动困难						
	2分	被动活动可，主动活动困难，无法完成						
	3分	主动活动缓慢，且有阵挛，＞3秒						
	4分	活动可，≤3秒						

续表

项目	评分	标准	评估日期/医生签名					
			月	日	月	日	月	日
颈伸	1分	被动活动困难						
	2分	被动活动可，主动活动困难，无法完成						
	3分	主动活动缓慢，且有阵挛，＞3秒						
	4分	活动可，≤3秒						
颈左侧旋转	1分	被动活动困难						
	2分	被动活动可，主动活动困难，无法完成						
	3分	主动活动缓慢，且有阵挛，＞3秒						
	4分	活动可，≤3秒						
颈右侧旋转	1分	被动活动困难						
	2分	被动活动可，主动活动困难，无法完成						
	3分	主动活动缓慢，且有阵挛，＞3秒						
	4分	活动可，≤3秒						
躯干屈	1分	被动活动困难						
	2分	被动活动可，主动活动困难，无法完成						
	3分	主动活动缓慢，且有阵挛，＞3秒						
	4分	活动可，≤3秒						
躯干伸	1分	被动活动困难						
	2分	被动活动可，主动活动困难，无法完成						
	3分	主动活动缓慢，且有阵挛，＞3秒						
	4分	活动可，≤3秒						
躯干左侧旋转	1分	被动活动困难						
	2分	被动活动可，主动活动困难，无法完成						
	3分	主动活动缓慢，且有阵挛，＞3秒						
	4分	活动可，≤3秒						
躯干右侧旋转	1分	被动活动困难						
	2分	被动活动可，主动活动困难，无法完成						
	3分	主动活动缓慢，且有阵挛，＞3秒						
	4分	活动可，≤3秒						
骨盆向前倾斜	1分	被动活动困难						
	2分	被动活动可，主动活动困难，无法完成						
	3分	主动活动缓慢，且有阵挛，＞3秒						
	4分	活动可，≤3秒						

续表

项目	评分	标准	评估日期/医生签名					
			月	日	月	日	月	日
骨盆向后倾斜	1分	被动活动困难						
	2分	被动活动可，主动活动困难，无法完成						
	3分	主动活动缓慢，且有阵挛，＞3秒						
	4分	活动可，≤3秒						
骨盆左侧向倾斜	1分	被动活动困难						
	2分	被动活动可，主动活动困难，无法完成						
	3分	主动活动缓慢，且有阵挛，＞3秒						
	4分	活动可，≤3秒						
骨盆右侧向倾斜	1分	被动活动困难						
	2分	被动活动可，主动活动困难，无法完成						
	3分	主动活动缓慢，且有阵挛，＞3秒						
	4分	活动可，≤3秒						
臀部PT床上移动1米	1分	无法移动						
	2分	可完成骨盆侧向抬起但无法移动						
	3分	完成困难，＞5分钟						
	4分	完成，＞1分钟						
	5分	完成，≤1分钟						

评分结果：13分以下者，躯干僵硬；21～40分者，躯干痉挛；41～60分者，躯干笨拙；＞60分者，躯干活动可。

第二节　急性期的运动疗法

此期是指偏瘫发病后的最初几天，在治疗上应以临床抢救为主。在不影响临床抢救、不造成病情进一步加重的前提下，运动疗法主要是预防偏瘫后遗症、褥疮、失用性肌萎缩。具体做法是让患者在良好姿势（良姿位）下，进行体位交换、按摩及瘫肢的被动运动等。

一、良姿位

为了保持患者瘫肢在床上的功能位，防止关节屈曲痉挛和肩关节半脱位，在仰卧位时应在患侧肩下垫一薄枕，使肩胛骨稍向上提和向前突，患上臂呈外旋和前臂旋后位。患下肢伸直，在膝下垫一软枕，使膝关节轻度屈曲。为防止患踝关节出现下垂足，踝关节应保持 0° 位。如果患者仅采取一种固定体位，肢体往往会出现难以忍受的疼痛，应该经常变换体位和进行被动运动。体位变换一般是白天每隔 2 小时或夜间每 3 小时变换 1 次，如果静卧超过 3 小时容易发生褥疮。但如患者有下列症状时则不宜活动：①头部轻度前屈时就出现瞳孔散大者。②患侧瞳孔散大和对光反射消失者。③呼吸不规则，频繁呕吐者。④反复发生全身痉挛者。⑤血压低，收缩血压在 100 mmHg 以下者。⑥双侧弛缓性瘫痪（软瘫）者。⑦上肢屈曲，下肢伸展的强直性痉挛者。⑧数小时内再次陷入深昏迷者。

体位变换时应向上抬而不是拖拉患者身体。在翻身的同时，应该仔细检查受压部位有无发红、肿胀及起疱，一旦发现应及时处理。也可使用软枕、海绵等垫在身体容易受压的部位如骨头突出处下面，或使用气垫床保护。下面是可供患者变换使用的几种体位。

1. 仰卧位

患者将头放在枕头的正中或稍转向健侧，躯干放平，患侧肩胛下面放一枕头使肩胛向前伸，患上肢放在枕上，远端比近端稍抬高，使其保持伸肘、腕背屈和微微屈指的姿势。患侧臀部和大腿下面放一长枕头，以使骨盆向前并防止患腿向外旋，再在膝下放一小枕头使其微屈，患踝关节保持 0° 位，足底不要接触任何支撑物，以防由于使用支撑反射性引起足下垂。根据患上肢放置位置，常见仰卧位有下列四种。

（1）患前臂放于体侧。患者患肩关节 0° 位，患侧肘伸展，上臂及前臂旋后，手掌向上放在同侧体部床上。

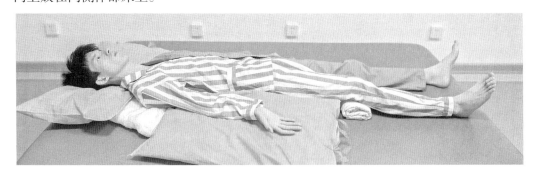

仰卧位良姿位摆放

（2）患前臂放于胸部。患者患肩内收，肘屈曲，前臂前旋，手掌向下放在胸前。

（3）患前臂放于腹部。患侧肩关节稍外展并内旋，肘关节屈曲，前臂旋前，手掌向下放在腹部，使肩部向前突出。

（4）患前臂放于头侧。患者患肩关节外展及外旋，肘屈曲，前臂旋后，手掌向上放在同侧头部枕上。

2. 侧卧位

（1）健侧卧位。患者健侧卧时，胸前放一枕头，使患侧肩前伸，肘、腕、指关节伸展放在枕头上，并用布卷或纸卷将大拇指与其余四指隔开。患腿放在身前另一支撑枕上，使髋、膝自然屈曲，踝关节保持 0° 位置。

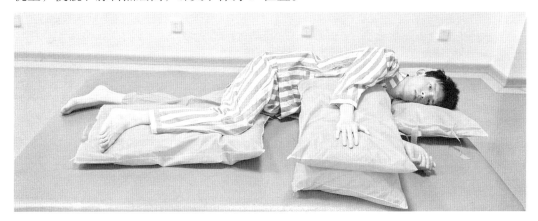

健侧卧位良姿位摆放

（2）患侧卧位。患者患侧卧时，后背用枕头作支撑，使患侧肩前伸、肘伸直、前臂向后旋、手掌向上、手指伸展分开；患髋伸展、膝稍微屈曲。健上肢自然放在身上或身后枕上，但不要向前伸以免引起患肩胛骨相对后缩；健下肢髋、膝自然屈曲放在体前支撑枕上。该体位可防止患侧肢体痉挛，健手在上面还可以自由活动，适合进行各种治疗。

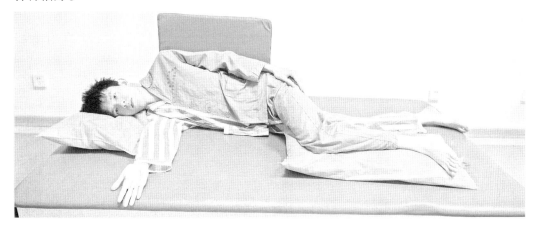

患侧卧位良姿位摆放

3. 半俯卧位

患者半俯卧，患侧在上，在胸前放置一大枕头，患侧半边身体伏卧于枕上，患上肢呈上举位，肩关节呈 90° 屈曲位，肘关节屈曲，腕关节轻度背屈，各手指微屈。患侧髋、膝关节轻度屈曲，踝关节保持 0° 位置。

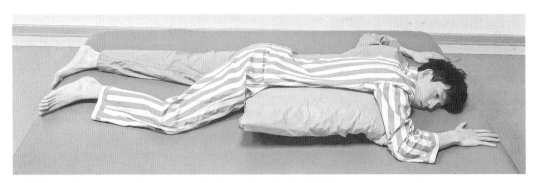

半俯卧位良姿位摆放

4. 俯卧位

患者俯卧，头侧向患侧，腹部下放一轻薄的棉垫以保证呼吸通畅，患上肢呈上举位，肘关节屈曲，腕关节轻度背屈。双下肢自然伸直，髋关节呈轻度外展内旋位，双膝关节伸展，双足应伸出褥垫之外，踝关节 0° 位，以防止足尖下垂。

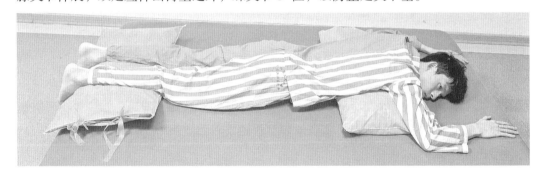

俯卧位良姿位摆放

二、患肢的被动运动

被动运动是指借助治疗者的手法对患者患肢进行的运动，用于意识不清或不能进行自我运动者。它有利于保持关节活动度，维持肌肉的长度和肌张力，改善局部血液循环和诱发主动运动。对完全偏瘫患者，因关节无自主运动，被动活动能防止关节挛缩变形，可作为急性期常规治疗。由于患者存在感觉障碍，治疗者在实施时用力要适当，关节活动幅度应由小到大，以防用力过大或活动过度造成软组织损伤。

1. 肩关节被动运动

正常人的肩关节与肩胛骨一起活动，偏瘫时患侧肩胛骨不能活动。如将患手掌向下（即上臂旋前），上肢外展至 80° 时，就会出现肩部的肱骨头大结节与肩峰或肩峰喙突间的韧带相碰而造成肩关节疼痛。因此当患上肢向外上展至 80° 时，应将患上臂向后旋使手掌向上，然后上举。也可将患上肢向前外方斜伸后再做上下运动，即在肩胛平面与冠状平面成 40°时进行肩关节被动运动练习。脑卒中偏瘫后患者的肩痛，多数是没有认真进行这些活动，或是由于动作粗暴造成的。以下是几种常用的患肩关节被动运动方式。

（1）肩前方上举训练。患者仰卧，治疗者先用一手从上方握住患者患上臂下端，另一手从下方握住患腕关节，先将患上肢向前方上举。注意动作要缓慢、轻柔，以不引起疼痛为限，一般可达 90°。患肘关节呈伸展位，腕关节轻度背屈，各手指微屈。然后将患肘关节向头顶方向屈曲，腕关节同时屈曲，让患手在头顶上靠近枕头，但以不引起疼痛为限。

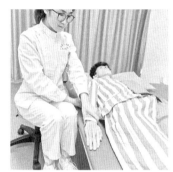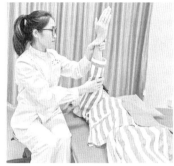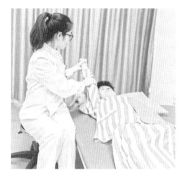

肩前方上举训练

（2）肩外展内收训练。患者仰卧，治疗者先用一手握住患者患肘关节上方，另一手握住腕关节下方，缓慢地使患上肢进行外展。外展时患肘关节呈伸展位，腕关节微屈，各手指关节自然屈曲，外展至 90°或更大，但以不引起疼痛为限。然后将患上肢内收，再缓慢地让肘关节屈曲，使患手尽可能触及到健侧肩部。

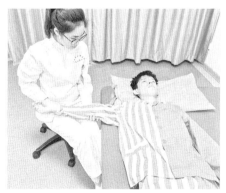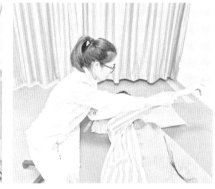

肩外展内收训练

（3）肩水平内收训练。患者仰卧，治疗者双手使患上肢外展至 90°时，即开始进行水平内收运动。最初，肘、腕关节尽量保持伸展位，当水平内收（即直立）90°后，肘、腕关节逐渐缓慢地屈曲，同时继续牵拉肩关节内收，使患手尽可能触及到健侧肩部。

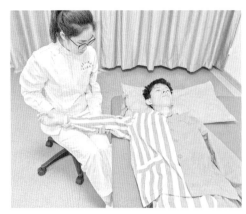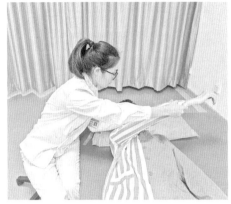

肩水平内收训练

（4）肩内旋外旋训练。患者仰卧，治疗者先用一手握住患腕关节，另一手握住患上臂下端，将肩关节外展 90° 后，使肘关节屈曲 90°，前臂向上呈直立位，然后交替进行肩关节向内旋及向外旋运动（即使前臂向前触床为内旋，前臂向后触枕为外旋）。进行时动作要柔和、缓慢，动作幅度一般控制在 45° 左右，特别是外旋动作幅度不可过大。

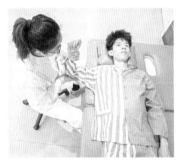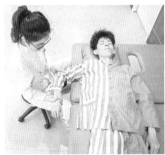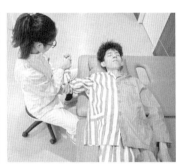

肩内旋外旋训练

2. 肘关节被动运动

患者仰卧，患侧上肢自然地放在体侧，手掌向上。治疗者先用一手从上方固定住患上臂下端，另一手从下方握住患腕部，动作柔和、缓慢地使患肘关节交替进行屈曲、伸展运动。

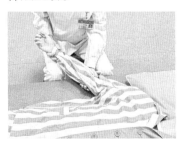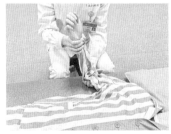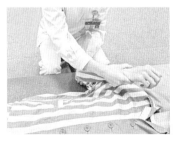

肘关节被动运动

3. 前臂被动运动

患者仰卧，患肩关节外展90°，肘关节屈曲90°，前臂呈直立位。治疗者先用双手握住患腕部，然后使患前臂交替进行内旋及外旋运动。动作幅度可以达到90°，即正常前臂可动范围。

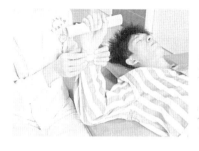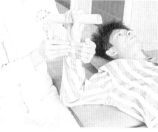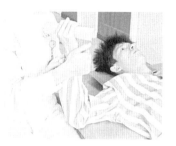

前臂旋前旋后被动运动

4. 腕关节被动运动

患者仰卧，患侧肩关节外展90°，肘关节屈曲90°，前臂呈直立位。治疗者先用一手固定住患前臂下端，另一手握住患侧除拇指以外的四指。然后在患侧手指屈曲的同时，使腕关节进行掌屈运动；在伸直手指的同时，使腕关节进行背屈运动。

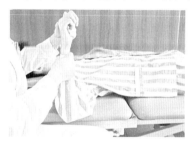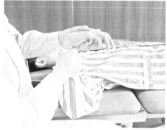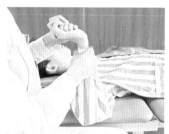

腕关节掌屈背屈被动运动

5. 拇指被动运动

患者仰卧，患肩关节外展90°，肘关节屈曲90°，前臂呈直立位。治疗者先用一手握住患侧拇指，另一手固定住其余四指，然后交替进行拇指的屈曲、伸展运动，也可同时进行拇指的外展、内收及对掌运动。

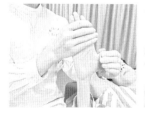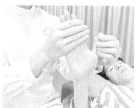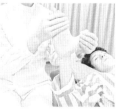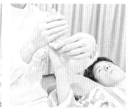

拇指屈曲、伸展外展、内收及对掌被动运动

6. 髋、膝关节被动运动

（1）髋、膝关节屈曲伸展训练。患者仰卧，两下肢自然平伸。治疗者站在患者患侧，先用一手托住患足跟部，另一手托住患膝关节后方；然后将患下肢向上抬，同时进行髋关节和膝关节屈曲，继续让膝关节向胸部方向移动，使髋关节和膝关节充分屈曲；最后先伸展膝关节，再伸展髋关节，完成髋膝关节屈曲伸展运动。

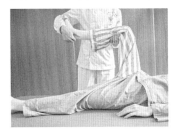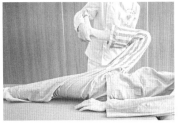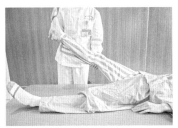

髋、膝关节屈曲伸展训练

（2）髋关节外展内收训练。患者仰卧，两下肢自然平伸。治疗者站在患者患侧，先用一手托住患侧足跟部，另一手托住患膝关节后方，将患下肢稍微抬起，然后使患下肢进行外展和内收运动。在整个运动过程中，患侧踝关节要始终保持0°位置，健下肢要保持稳定，必要时可用一较大的沙袋放在健膝关节上，以起固定作用。

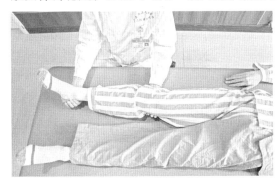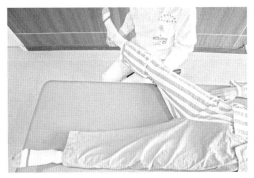

髋关节外展内收训练

（3）髋关节内旋、外旋训练。患者仰卧，治疗者站在患者患侧，先用一手托住患侧足跟部，另一手托住患膝关节后方，使患下肢髋、膝关节各保持90°位，然后交替进行向外旋和向内旋运动。

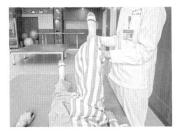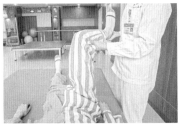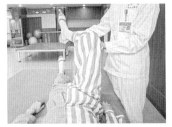

髋关节内旋、外旋训练

（4）髋关节后伸训练。患者俯卧，健侧在下，患侧在上。治疗者站在患者患侧，先用一手托患膝，另一手托患踝，然后双手用力向上抬起患下肢，从而使髋关节向后伸展。

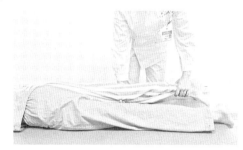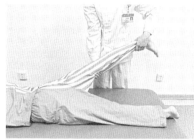

髋关节后伸训练

7. 下肢上抬被动运动

患者仰卧，两下肢自然平伸。治疗者站在患者患侧，先用一手托住患侧足跟部，另一手托住患膝关节后方，然后在膝关节保持伸展位情况下，将患下肢抬高 70° 左右。此运动的目的是使患侧屈膝肌群伸展，所以在运动过程中应尽量控制膝关节的屈曲。

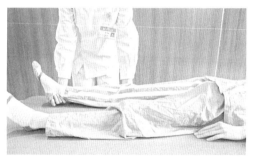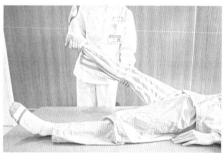

下肢上抬被动运动

8. 踝关节被动运动

（1）踝关节背屈训练。患者仰卧，双下肢自然平伸。治疗者先用一手固定住患踝关节上方，另一手握住患足跟部，前臂抵住患足底，然后利用前臂屈侧推压足底，从而使患踝关节充分背屈。

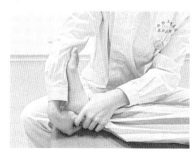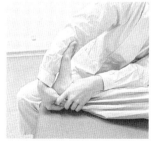

踝关节背屈训练

（2）踝关节内、外翻训练。患者体位同前，治疗者先用一手固定患侧小腿下端，另一手握住患足的前部，然后使患足进行先外翻再内翻运动。

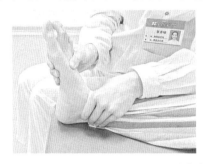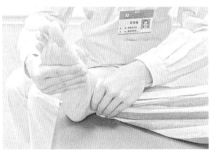

踝关节内、外翻训练

9.足趾被动运动

患者仰卧位，治疗者用一手固定患足，另一手握住患足趾做向上伸展和向下屈曲运动。

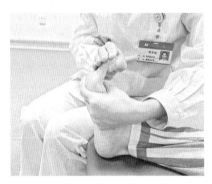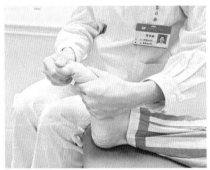

足趾被动屈曲伸展训练

患肢进行被动运动时要注意：①应在关节正常活动范围内进行，若患者出现疼痛时，不可勉强。②要充分固定运动的近端关节，以防止替代活动。③动作要缓慢、柔和、有节律性，使患者充分理解正确的运动步骤，以便记忆肌肉收缩的感觉。④对容易引起变形或已有变形的关节要重点运动。每个动作要重复 5 ～ 6 遍，每日 2 次。

第三节　非急性期的运动疗法

此期一般在患者神志清醒后进行运动。如为缺血性脑卒中者在发病后 2 ～ 3 天运动，出血性脑卒中者在发病后 10 ～ 14 天运动，如果合并有心肌梗死者可在发病后 21 天左右开始进行运动训练。此期患肢的特点是肌张力由弛缓到开始出现痉挛，控制运动的稳定性下降，运动能力从无随意运动到可有极少的随意运动。因此，本期除继续做好按摩、被动运动外，主要是进行瘫痪肢体关节肌肉的抗痉挛措施、床上助力运动等。

一、抗痉挛措施

患者脑卒中后由于中枢神经系统损伤而出现痉挛性瘫痪，主要表现为：患上肢以使关节屈曲的肌肉痉挛为主，而患下肢则以使关节伸展的肌肉痉挛为主。即患者患侧肩退缩、下降和内旋，肘、腕关节及手指屈曲和内收；骨盆退缩及下肢外旋，髋、膝关节伸展伴踝的跖屈和内翻。因此，患者采取的抗痉挛措施应是患侧肩向前挺与外旋，肘、腕关节伸展，手指伸直与外展，骨盆前挺及下肢关节屈曲与内旋。

1. 抗痉挛体位

（1）健侧卧位姿势。患者侧卧，健侧在下，患侧在上，患肩关节前伸，肘、腕、指关节保持伸直位。患者胸前放一枕头，垫起患上肢以对抗痉挛，患侧髋、膝关节自然屈曲使骨盆内旋。此姿势是患者抗痉挛的最佳体位。

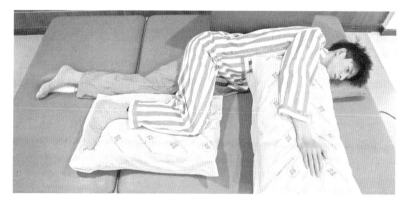

健侧卧位姿势

（2）患侧卧位姿势。患者侧卧，患侧在下，健侧在上，患上肢保持伸直位，患下肢呈半屈曲位。此姿势是一较佳的抗痉挛体位。

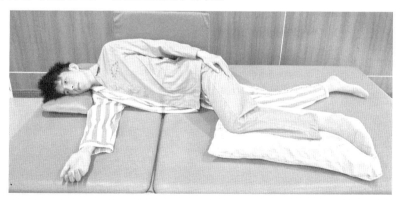

患侧卧位姿势

（3）仰卧位姿势。患者仰卧，患侧肩关节外旋，上肢各关节伸展。患侧髋关节内收并内旋，膝关节屈曲，足掌平踏在床铺上。此姿势为患者仰卧时最佳的抗痉挛体位。

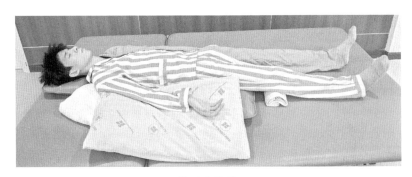

仰卧位姿势

2.躯干的抗痉挛训练

主要是使患者患侧躯干伸长。方法是：患者仰卧，其头、颈和躯干的上部向健侧弯或双肩对应双髋做相对旋转，以伸长痉挛的背部肌肉。

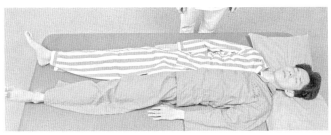

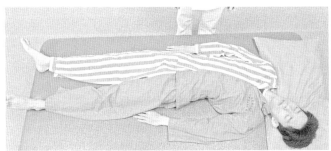

躯干的抗痉挛训练

3.手的抗痉挛训练

训练时，注意患侧拇指总是保持与四指垂直。

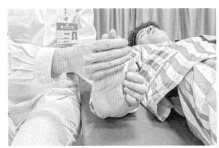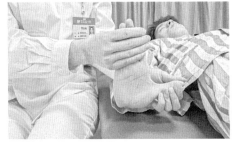

手的抗痉挛训练

二、翻身运动

翻身是人的基本活动之一。偏瘫患者发病后由于躯干肌的瘫痪大多不明显或较轻，翻身训练对这非常有利，应尽快掌握并及早进行。

1.被动翻身训练

是由治疗者或家人帮助患者进行的翻身训练，可预防褥疮及增强躯干肌肌力。常用以下方法。

（1）从仰卧位到俯卧位训练。患者仰卧，两肘关节伸展，用健手握住患手，向上举过头部放在床上，健足从患小腿下方插入，使双侧小腿呈交叉状。治疗者位于患者患侧，先用一手托住患侧膝关节后下方，另一手托住患肩的后方，然后同时将患侧肩及下肢上抬，使身体转向健侧，呈健侧卧位。在此过程中，患者要和治疗者积极配合，尽可能完成抬头及肩、腰的侧转等动作。最后在治疗者的协助下，进一步侧转至俯卧位。如因疼痛等原因，患手不能上举过头时，可将双手放在胸前，翻身后再将压在胸下的两手置于体侧。

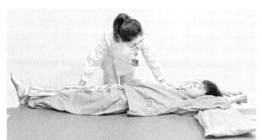
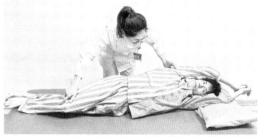
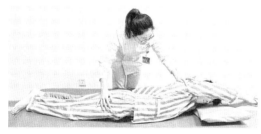
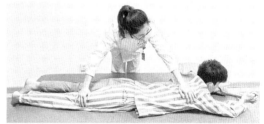

从仰卧位到俯卧位训练

（2）从俯卧位到仰卧位训练。患者俯卧，用健手握住患手放在头部的床上。治疗者位于患者健侧，先用一手置于患侧肩下部，另一手置于患侧骨盆处，两手同时用力，使患者患侧肩部、骨盆向上，并带动下肢翻转，同时患者抬头、侧转，用健手牵动患手上移，呈健侧卧位。最后在治疗者的协助下，患者颈、肩、腰等进一步翻转，完成仰卧位动作。

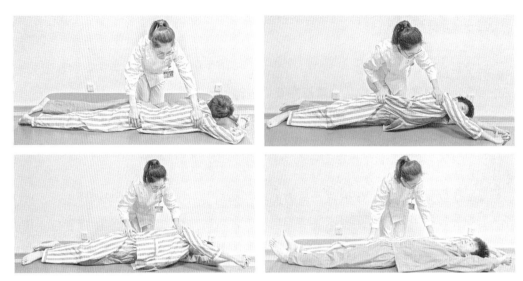

从俯卧位到仰卧位训练

2. 翻身训练

在病情允许的情况下，应训练患者自己进行翻身。自己翻身的关键是利用健侧肢体的力量帮助进行。具体是患者仰卧，健侧先屈髋屈膝，健手握住患手，双上肢前伸90°，头转向要翻向的一侧，用健上肢带动患上肢来回摆动 2 ～ 3 次后，借助惯性翻向患侧或健侧。熟练后上述动作可一次完成。

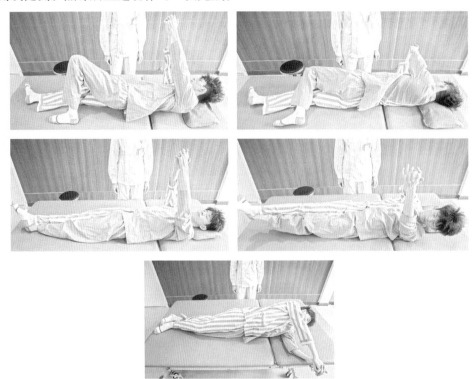

主动（向患侧、健侧）翻身训练

3. 助力翻身运动

如果患者自己不能完成上述动作，治疗者可给予适当帮助。方法是：患者仰卧，健手握住患手上举，治疗者站在要翻向的一侧，首先帮助患下肢屈髋屈膝；治疗者一手握住患者的手部，另一手扶住其屈曲的双膝，协助患者来回摆动 2～3 次后，借助惯性使其翻向患侧或健侧。

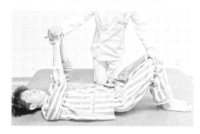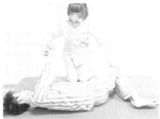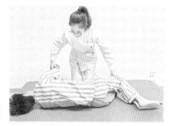

助力翻身训练

4. 自主翻身运动

患者完全依靠自己的力量进行的翻身。

（1）自主健侧翻身训练。患者仰卧，首先将健小腿插到患下肢下面，健手握住患手上举；然后在转头、肩的同时，用健上肢带动患上肢来回摆动 2～3 次后，借助惯性翻向健侧，患侧肢体随之翻向健侧上方，呈健侧卧位。

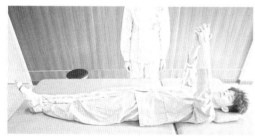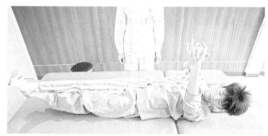

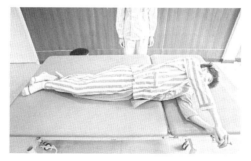

自主健侧翻身训练

（2）自主患侧翻身训练。当患者由仰卧位自主向患侧翻身时，应先将健下肢向外侧伸，并使膝屈曲立起（立膝）；健足用力蹬床铺，患者在抬头、颈前屈及叉开腿的同时转上半身，呈患侧卧位姿势。

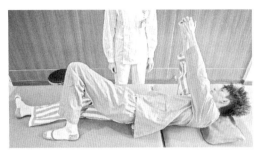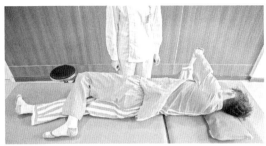

自主患侧翻身训练

三、肩胛及上肢运动

此运动主要是防止患侧肩胛的退缩、下降、肩痛和不全脱位。方法是：患者仰卧，治疗者一手使患上肢向前平举，另一手在患者腋下将患侧肩胛骨向前向上推移（但不要向后）。如果肩胛骨已能活动，可握住患者的患手进一步向上牵拉上肢，使肩能更好地向前活动，并让患者主动试做伸展患上肢，如能完成再让患者将上肢停放在空间某一位置上，慢慢抬起，再慢慢放下。如不能完成此动作也不必勉强。

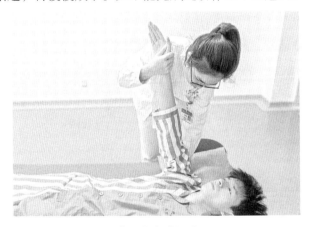

肩胛及上肢运动

四、骨盆上抬运动

患者卧床时，如能经常抬高骨盆，则有助于防止体力、肌力的下降，因此患者应该在床上经常做抬高骨盆练习，以利于以后的活动。下面是几种常见抬高骨盆的方法，患者均在仰卧位下进行：首先让患者双膝屈曲后立起，双足跟及背部用力抬起臀部，如果不能完成时，治疗者或亲属可以从骨盆上或骨盆下给予一定的支持，注意患者最初应该深屈膝。对于下肢不能立膝的患者，治疗者可用双手在患者双小腿远端给予固定后，嘱其双足及背部用力使臀部抬起。当患者肌力有些增强后，可先将患下股重叠到健下肢上（轻度偏瘫者相反，将健侧下肢重叠到患下肢上），然后健（患）膝轻轻屈曲，足跟及后背用力抬起臀部。

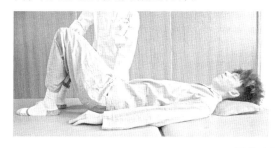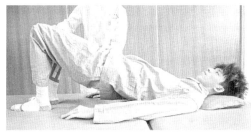

骨盆上抬运动

五、患下肢运动

在此阶段，下肢的训练主要是为以后步行做准备。因为患者患下肢伸肌痉挛而呈伸髋、伸膝和踝跖屈内翻状态，所以迈步时患下肢不能屈髋、屈膝和足背屈，只能采用划圈步态，因此必须克服。

1. 训练方法

（1）屈膝训练。患者仰卧，治疗者先使患者患下肢屈髋、屈膝，但不能让其外旋外展，同时使足背屈外翻。由于患者患下肢伸肌痉挛，在使患者屈膝之初，治疗者的手会感到有阻力，稍等一会待阻力消失后，再慢慢地将患者屈膝，并在屈膝过程中让其控制住不使腿下滑，成功后再让患者自己主动做小范围屈膝练习，以对抗患下肢伸肌痉挛。

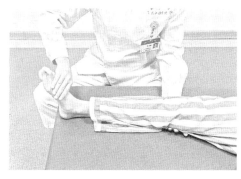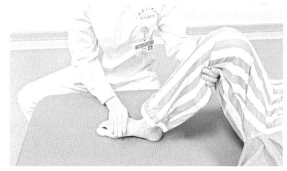

屈膝训练

（2）屈踝训练。患者仰卧，双膝屈曲后立膝，治疗者一手在患者患踝上方施加向下向后的压力，另一手将患足前部向上提，使足处于背屈位。起初运动时有阻力，待阻力消失后，治疗者轻提足背，并让患者坚持住使足背屈。

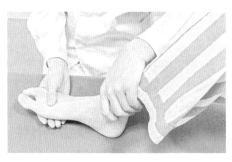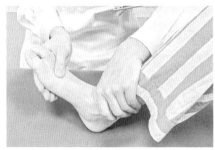

屈踝训练

（3）伸膝准备负重训练。患者仰卧，患下肢立膝，足背屈。治疗者先用一手抵住患足足底，另一手放在患膝下方，对患膝施加一定的压力，然后嘱患者用力伸展患膝，这时膝上的股四头肌就会发生轻度屈伸交替活动。此训练有利于克服下肢负重时患膝过伸。

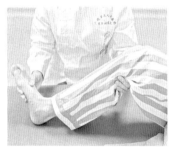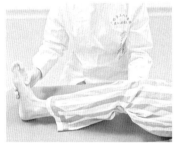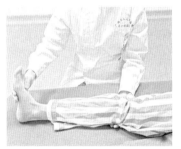

伸膝准备负重训练

（4）伸髋屈膝联合训练。患者仰卧，治疗者首先托住患者的患足，让其屈膝，然后将患下肢放在床沿外以伸展髋关节，最后再协助患者将患足放回床面。反复几次后，让患者主动试做。

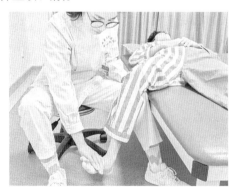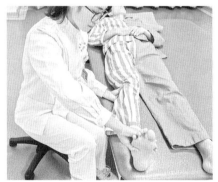

伸髋屈膝联合训练

（5）伸髋屈膝背屈踝联合训练。患者仰卧，治疗者先将患下肢屈膝后垂于床边即伸髋，然后托患足于背屈位，将患足向患者头部推，以协助患者在不屈髋的情况下继续屈膝和背屈踝，最后鼓励患者在不引起患下肢伸肌痉挛的情况下主动伸展患膝。

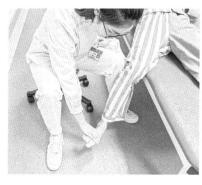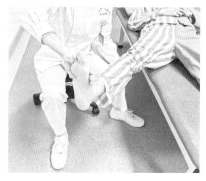

伸髋屈膝背屈踝联合训练

（6）控制患腿不受健腿影响的训练。患者仰卧，双髋双膝屈曲后将足平放在床上。治疗者先稳定健腿，使患腿做小范围的内收、外展时不发生移动，然后再稳定患腿，活动健腿。在开始时患腿不易稳定，易变成外展状态，只有经过反复训练，才能将患下肢稳定在运动过程中的任何一个位置上。此训练对患者以后步行起到重要作用，可防止健腿迈步时患腿无法控制和固定。

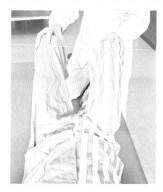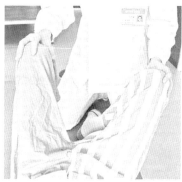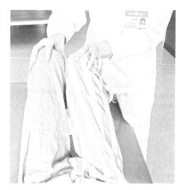

控制患腿不受健腿影响的训练

2.注意事项

为防止训练下肢时引起上肢的联合反应，在下肢所有的训练时，双上肢均应该采取手的抗痉挛模式，并在上肢举过头放置的状态下进行。

六、床上移动训练

床上移动训练，主要是利用健侧上下肢及颈部的屈伸运动等，向上下或左右方向移动。

1.左右移动训练

患者仰卧，患肘屈曲，手放在胸上。先将健足从患侧小腿下方插入，两小腿呈交叉状；然后用健足托起患侧下肢向健侧移动，并借助健下肢和肩部的力量使腰、骨盆上抬呈拱桥形，同时腰部向健侧移动；最后头和肩移向健侧而完成。患者向健侧移动较熟练掌握后，再练习向患侧的移动。患者在最初进行左右移动练习时，可由治疗者协助进行。

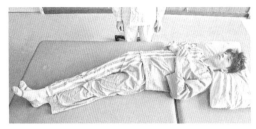
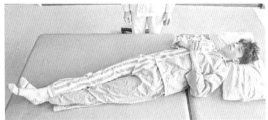
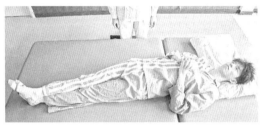

床上左右移动训练

2. 上下移动训练

患者仰卧，先用健手握住患手腕部，将患手放在小腹上；然后健上肢放于体侧且手掌向下，健侧髋、膝关节屈曲；最后健侧的肘、肩、足、臀部及头交替用力，以支撑身体向上或向下移动。

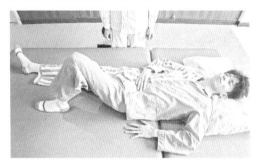
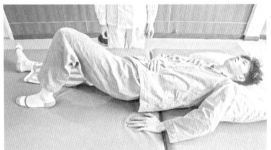
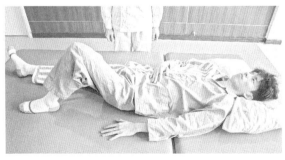

床上上下移动训练

第四节　痉挛期的运动疗法

此期一般在发病 14 日以后，其特点是：患者患侧肌张力过高，以痉挛为主；在运动能力上可以进行协调运动，并有较复杂姿势。因此此期应以抑制肢体痉挛及进行被动、主动运动为主。

一、抑制上肢痉挛训练

患者上肢痉挛主要是屈肌痉挛，训练目的是抑制上肢屈肌痉挛，可进行以下运动。

1. 肩胛骨和肩关节前伸运动

患者仰卧，治疗者站在患者患侧，先用一手抓住患上臂，另一手置于患侧肩胛骨下面；然后向前向上推压使肩胛骨上移、肩关节前伸，并嘱患者主动配合。

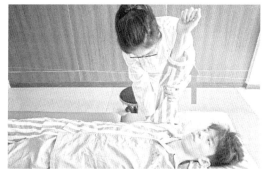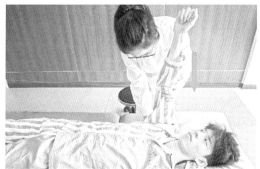

肩胛骨和肩关节前伸运动

2. 手臂外旋上提运动

患者仰卧，双上肢自然放在体侧。由于患侧肩胛骨和肩部痉挛而下降，因此治疗者应首先用双手抓住患者患侧手臂，使其逐渐外旋；然后将手臂慢慢向前举起而上提患上肢。运动时注意保持肩关节前伸及肘关节伸直。

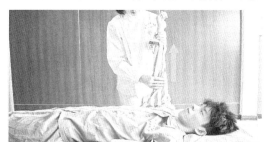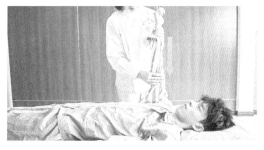

手臂外旋上提运动

3. 上肢全范围协调运动

当上肢屈肌痉挛好转后，就可训练患上肢全范围协调运动。即患者仰卧，伸直患上肢，用手触摸身前治疗者的额头、手等，弯曲手臂触摸自己对侧肩，也可以手悬空在不同位置和方向上做协调运动等。

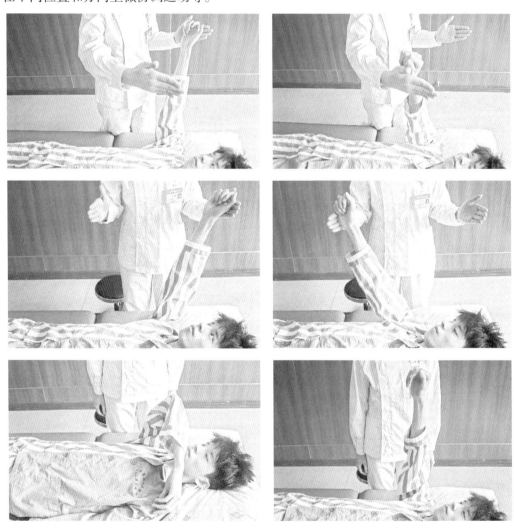

上肢全范围协调运动

二、指痉挛的处理

1. 指痉挛的早期处理

（1）抗痉挛模式的应用。痉挛时应首先应用躯体的抗痉挛模式。即患者仰卧，患侧肩前挺及外旋、肘伸展、手指伸展，骨盆前挺伴下肢内旋体位，观察能否达到抗痉挛的目的。

（2）扫掠性拍打。患者仰卧，让其前屈肩近90°，伸直、前臂旋前，手掌向下。治疗者一手托住患者的患肘部，另一手五指张开，在患者肘外侧从肘上方伸肌的起点到指尖，做有力短促的扫掠性拍打，当手掠过腕背时，对腕背给予下压的力；然后迅速地再从指尖向上掠拍。经几次来回后，患者就有可能自发地伸指。但要注意在患者能主动伸指之前，不要让其腕背屈，否则肌腱自身的作用会加强屈指肌的痉挛，以致手不能张开，还影响以后的功能训练。因此，掠拍后可让患者试伸直其指尖，这样能使手指伸展早于腕的背屈。

（3）冰水浸浴。先在一容器里盛碎冰和水，水量以患者手全部浸入其中为准；然后治疗者一手伸开患侧的四指，另一手的拇、食指将患侧拇指固定于外展位后，一起浸入冰水中约3秒，提出数秒后再浸3秒，来回共3次。大多可抑制手指屈肌的痉挛。

（4）指间拉瓶刷。患者仰卧，治疗者首先将患上肢向前支持托于伸展位，然后沿患者手掌面长轴，通过食、中指之间，拉过一带毛瓶刷，并嘱患者用手轻轻抓住它。将刷子拉出患者手后，重复以上动作。这样反复几次后，患者往往能够伸展手指。

2. 指痉挛的后期处理

应用上述方法后，随着患者手指活动的出现，治疗者就可以再利用一些物体来训练其手指的运动功能。

（1）抓坠木棒训练。患者仰卧或背靠坐位，治疗者先让患者用患手抓住一垂直木棒的中部，然后嘱其稍放松手后让木棒下坠少许，立即让患者用健手在原手持木棒处重新抓住。如此两手交替放松和抓握，直到木棒的上端坠到手处为止。

（2）击铃鼓训练。治疗者持1个铃鼓，先让患者用患手敲打，或让患者把手放平敲打，沿鼓面周围抚摸后再打，也可用不同的手指交替敲打；然后治疗者再转动鼓面，让患者患侧手旋前或旋后敲打。痉挛进一步好转后，可用腕和指作较精细控制的击鼓棒来敲打。此训练有声音的反馈，且能提供多种多样的训练形式。

3. 指痉挛缓解后的处理

（1）简单日常训练。上述训练成功或基本成功后，让患者用手做一些简单的日常活动。如患手拿起短袜并用双手穿上它，用双手穿裤子、系鞋带等。这些活动可帮助患者恢复记忆中存储的原有运动模式。

（2）健手辅助训练。假如患手尚无自主运动，可由健手引导进行，这样能够防止患手运动时出现联合反应和单用健手导致患上肢的下垂等。一些比较容易的动作如用双手（以健手辅助患手，但以患手为主）吃馒头，双手举杯喝水，双手配合持牙刷刷牙等。最初患手需要健手帮助，熟练后逐渐撤出健手。

（3）抓握训练。由于手指的精细动作恢复出现在手的抓握之后，因此应该多进行患手的抓握训练，以利于精细动作的恢复。近年来广泛地应用圆锥形物体来进行此训练，手握在硬的圆锥形物体上时，靠小指侧的直径最大，这样最大的压力就在较外侧的手指上，从而有利于这些手指进行抓放运动。同时，握在这种圆锥体上时，也可以促进患侧伸腕和腕向大拇指侧偏斜以及使拇指、食指对掌运动。此外患手还可利用圆锥形的线轴在编织框上绕线，用大圆锥形的棋子下棋，双手握住有圆锥形把柄的砂光板、油印机的手柄、手锯等，轻型患者也可以用患手握住圆锥形的机器把柄等进行旋前、旋后训练。

另外如果患者手指痉挛实在难以克服或在不进行训练时为了防止手指挛缩，可用手指分指板进行治疗。

三、抑制躯干痉挛训练

躯干是上肢和下肢痉挛的中心，因此抑制躯干痉挛很重要。患者做体位交换、桥型运动等都能很好地抑制躯干肌痉挛，应反复练习，此外还可做以下训练。

1. 牵拉患侧躯干训练

患者仰卧位，向上抬起患侧骨盆，保持骨盆向前倾，以牵拉患侧躯干。如患者不能抬起时，治疗者可从骨盆下给予一定的辅助。

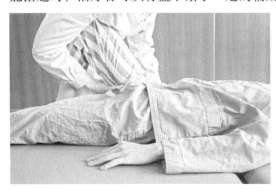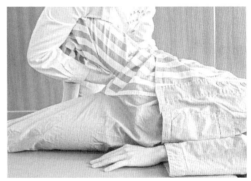

牵拉患侧躯干训练

2. 旋转躯干训练

体力较好的患者可在床上练习从仰卧至俯卧位翻身，无论从患侧或健侧翻身都能带动躯干旋转。

（1）辅助旋转躯干运动。患者仰卧位，健手握患手上举，治疗者先抬起患下肢放在健侧上；然后一手按背部，另一手按患侧大腿，让患者向健侧侧身后俯卧，最后再把下肢拉直即可。

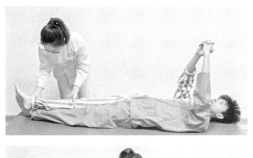
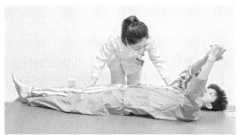
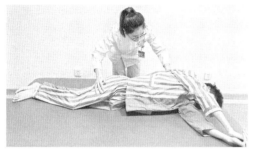
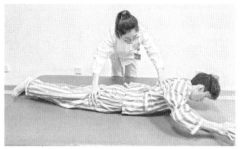
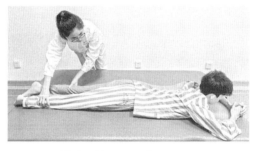

辅助旋转躯干运动

（2）自主旋转躯干运动。患者同样体位，健手握患手上举，健足插到患腿下，使患膝稍屈曲后，健肘、健下肢用力向健侧翻身至俯卧位，然后双下肢伸直即完成。

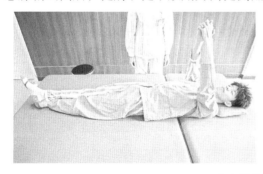
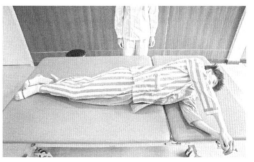

自主旋转躯干运动

四、抑制下肢痉挛训练

患者患下肢痉挛主要是伸肌痉挛，即患侧髋、膝不能屈曲，踝关节跖屈等。训练方法如下。

1. 双手抱膝运动

（1）抱双膝训练。患者仰卧，双手交叉握后抱住屈曲的双膝，然后轻轻地进行躯干屈曲伸展运动。该运动可同时抑制患侧躯干与上、下肢的肌肉痉挛。

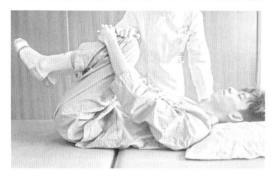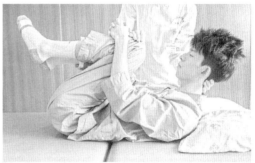

抱双膝训练

（2）抱单膝训练。体位同前，将健腿平放在床上，单独进行患腿的屈抱运动，以抑制患上、下肢痉挛。

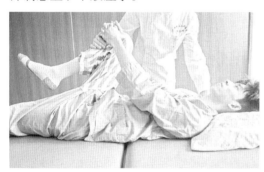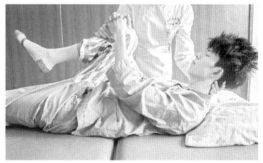

抱单膝训练

2. 伸膝分离运动

患者仰卧，治疗者首先用一手握住患足趾，让踝充分背屈；然后用另一手指导患者单独收缩患腿前面的股四头肌，同时要避免患者用足底蹬治疗者的手。

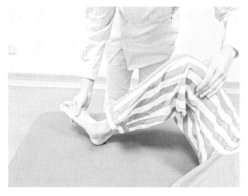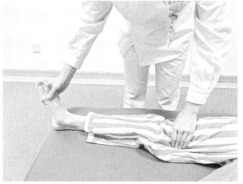

伸膝分离运动

3. 抑制踝跖屈刺激趾背伸与外翻运动

患者仰卧位，患下肢屈曲，足底支撑在床上。治疗者用一手的虎口向下按压患侧踝关节，用另一手握住患侧足趾让其充分背伸和外翻，也可同时用冰来刺激足背的外侧来诱发和加强该部位的活动。

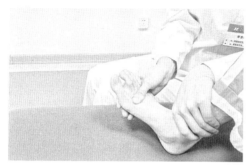 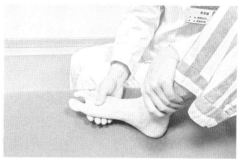

抑制踝跖屈刺激趾背伸与外翻运动

五、肢体自我被动训练

主要用于意识清醒、能理解治疗者语言、患侧肢体无运动能力的患者。利用健侧的力量帮助患侧肢体的运动，进行自我被动运动时应注意：运动具有一定的局限性，特别是患下肢关节只有一部分得到运动，因此可让治疗者协助完成。动作要轻柔，活动范围以不引起疼痛为前提。每个动作要重复 3～5 遍，每日 2 次。每个动作完成后，要注意适当休息，防止过度疲劳。

1. 肩关节自我被动运动

（1）肩关节前方上举训练。患者仰卧，首先用健手握住患手腕部，然后用健手牵拉患侧上肢向前方上举使其呈直立位（患肘关节尽量伸直），最后将患侧上肢举向头的上方而完成肩关节前方上举动作。此动作常引起肩关节的疼痛，最初活动时范围要小，以后逐渐增大。

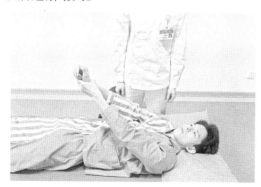 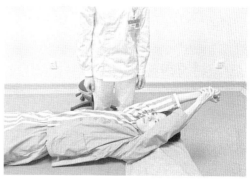

肩关节前方上举训练

（2）肩关节水平内收训练。患者仰卧，首先用健手握住患手腕部，然后用健手牵拉患侧上肢向前方上举呈直立位，最后进一步向健侧肩部牵拉，使患肩关节水平内收。在整个牵拉过程中患肘关节尽量保持伸展位。

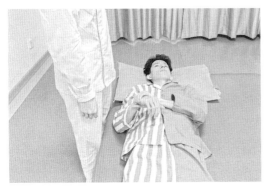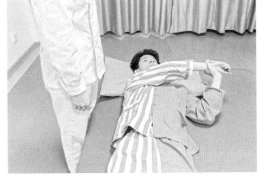

肩关节水平内收训练

（3）肩关节内旋外旋训练。患者仰卧，首先使患侧肩关节呈外展内旋位、肘关节屈曲、手指伸向足的方向，然后用健手握住患手腕部牵拉患肢前臂向上呈直立位，最后将患肢的前臂继续向头的方向牵拉，使肩关节得以充分外旋。

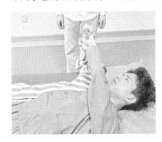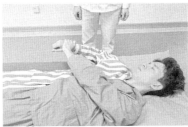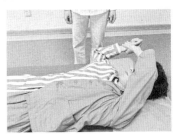

肩关节内旋外旋训练

2. 肘关节自我被动运动

患者仰卧，首先将患侧上肢靠近体侧，肘关节呈伸展位，然后用健手握住患手腕部，向上牵拉患侧前臂，使肘关节充分屈曲，最后将患侧上肢牵拉向上举，使患肘关节伸直。

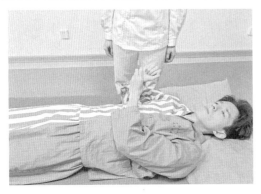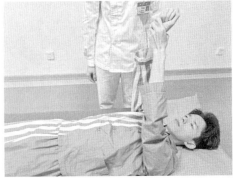

肘关节自我被动运动

3. 前臂自我被动运动

患者仰卧，先将患手手掌向下放置于腹部，用健手握紧患手，然后将患侧手掌缓慢转向头部方向即前臂外旋，最后将患侧手掌转向足的方向即前臂内旋，而完成前臂的内、外旋运动。

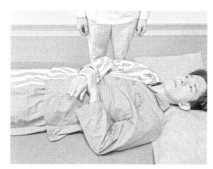 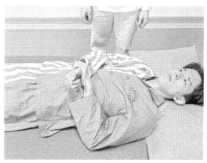

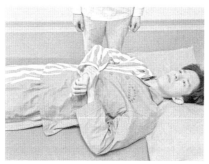

前臂自我被动运动

4. 腕、手指自我被动运动

患者仰卧，先将患侧上肢靠近体侧，肘关节屈曲，前臂呈垂直立位，然后用健手握住患手，将患侧手腕及手指向掌侧屈曲，最后将手腕及各手指向背侧屈曲，而使腕、手指做屈曲伸展运动。

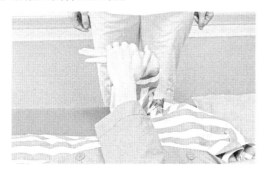 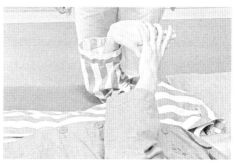

腕、手指自我被动运动

5. 髋关节自我被动运动

（1）髋关节屈曲伸展训练。患者仰卧，患侧下肢伸展，健下肢髋、膝关节屈曲。

首先将健足插入患侧下肢的腘窝下，然后健下肢慢慢伸直，将健足放于患侧的足后跟部，用健足将患侧下肢尽量抬高，从而使髋关节充分屈曲，最后伸直放下。

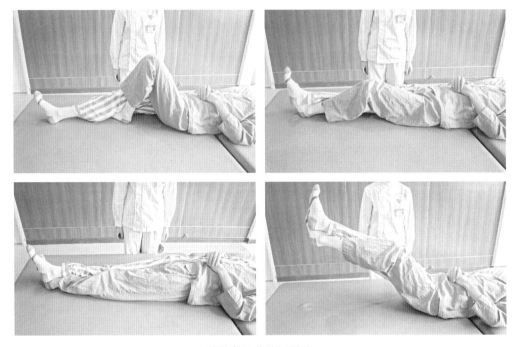

髋关节屈曲伸展训练

（2）髋关节外展内收训练。患者仰卧，患下肢呈伸展位，健下肢髋、膝关节屈曲。首先将健足插入患下肢腘窝下，然后缓慢伸直，将健足置于患侧的足后跟腱部，用健足将患足稍微抬起向患侧移动，使患髋关节呈外展位，最后再向健侧移动，使患侧髋关节呈内收位。

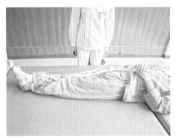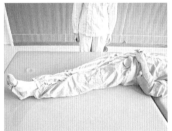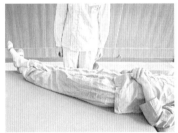

髋关节外展内收训练

六、肢体主动运动训练

肢体的主动运动训练，就是依靠患侧肢体自身力量进行的运动。这种运动在最初阶段的活动范围可能较小，但效果比较好，应尽量鼓励患者进行主动运动训练。实在不能完成的动作，可由治疗者给予最低限度的协助。

1. 颈部主动运动

（1）前后屈曲训练。患者仰卧，健手握住患手腕放在上腹部，颈部反复缓慢地进行前后屈曲运动，即头向上、向下运动。

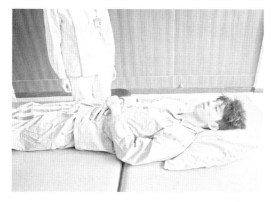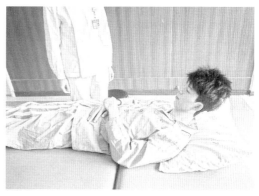

颈部前后屈曲训练

（2）左右侧屈训练。患者仰卧，健手握住患手腕放在上腹部，颈部进行左右侧屈运动，即头向左和向右运动。

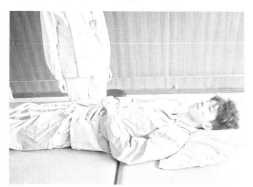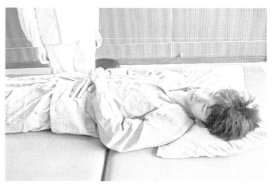

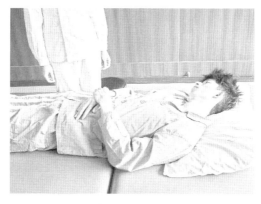

颈部左右侧屈训练

（3）旋转训练。体位同前，颈部进行左右旋转运动，即面部分别转向左侧和右侧运动。

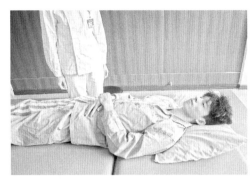
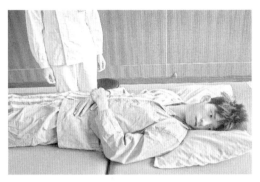
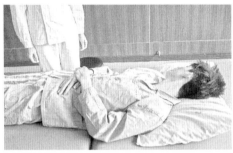

颈部旋转训练

2. 上肢主动运动

（1）对侧前方上举训练。患者仰卧，两上肢放于体侧，手掌向下，患侧上肢先从前上方上举至垂立位，肘、腕关节均伸展，然后肩关节向内收并屈肘，手越过头顶伸向对侧，以患手触摸到对侧耳为止。

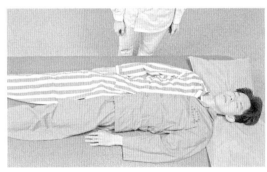
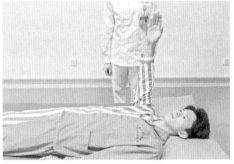
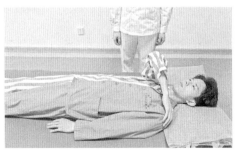

对侧前方上举训练

（2）同侧前方上举训练。患者仰卧，两上肢放于体侧，手掌向下，患上肢先从前方向上举至垂立位，肘、腕关节均呈伸展位，然后患上肢继续上举到头的上部，以手掌触及褥垫为止。

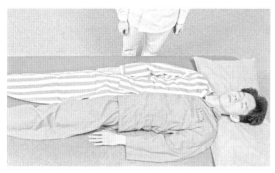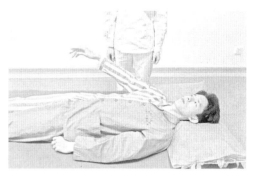

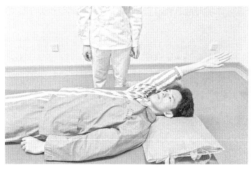

同侧前方上举训练

（3）内收、外展训练。患者仰卧，先将患手伸向对侧的腰髋部，手掌向下，肘关节伸展，使肩关节充分内收，然后患上肢向斜上方外展上举，最后以手背触及褥垫为止。最初动作应缓慢进行，以后逐渐加快速度。

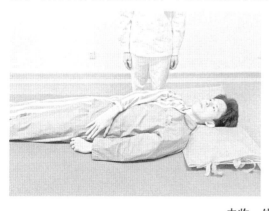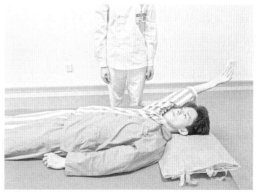

内收、外展训练

（4）前臂旋转训练。患者仰卧，患上肢前方上举90°呈直立位，各手指尽量伸展，腕、肘关节呈伸展位，先使手掌向内旋转，继而手掌旋向外侧。

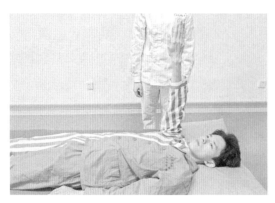
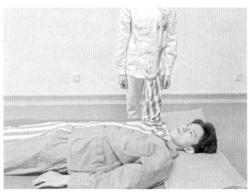

前臂旋转训练

（5）肘关节屈伸训练。患者仰卧，两上肢放在体侧，先将患侧肘关节屈曲，以手掌触及同侧肩为止，然后肘关节伸直，以手背触及褥垫为止，从而使肘关节做屈曲伸展运动。

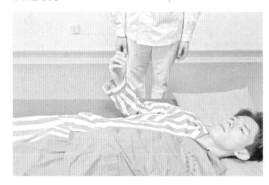
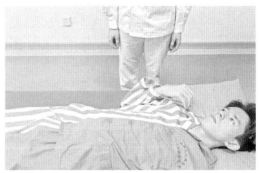

肘关节屈伸训练

（6）腕关节屈伸训练。患者仰卧，两上臂靠近体侧，先将患肘关节屈曲90°，然后进行腕关节的背屈运动和掌屈运动。在运动过程中，要保持肘关节的稳定，尽量不要随腕关节的运动而屈伸。

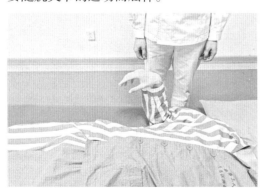
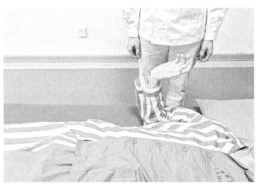

腕关节屈伸训练

3. 下肢主动运动

（1）髋关节屈伸训练。患者仰卧，两上肢靠近体侧，先将双下肢伸直，然后患下肢尽量抬高，此时膝关节呈伸展位，踝关节保持 0° 位置。

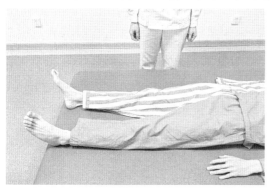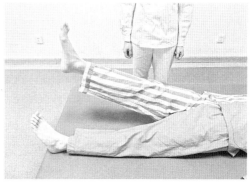

髋关节屈伸训练

（2）膝关节屈伸训练。患者仰卧，患侧膝关节进行屈曲、伸展运动，即足底在褥垫上进行上下滑动运动。

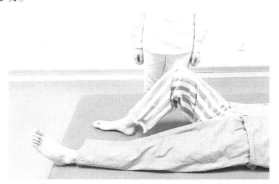

膝关节屈伸训练

（3）髋关节外展内收训练。患者仰卧，患下肢先向外侧移动使髋关节充分外展，然后再向内侧移动，使髋关节内收，此时膝关节呈伸展位，踝关节保持 0° 位置。

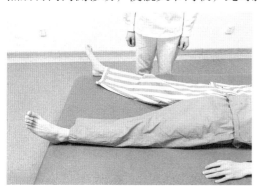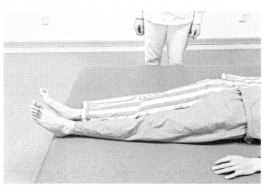

髋关节外展内收训练

七、其他抗痉挛训练

1. 床上桥式运动

桥式运动含有多种抗痉挛模式。具体方法是患者仰卧位，双腿屈曲，双足平放在床上。治疗者站在患侧，先将一手放在患踝上，协助患者向前向下按压踝关节，另一手放在患侧臀下，然后帮助患者向上抬臀部，臀部抬起后两侧骨盆要保持水平，防止向健侧后旋，即双桥运动。熟练后，患者可以将健足从床上抬起，训练单用患足负重完成上述动作（即单桥运动）。桥式运动通过下肢负重可重点训练患腿伸髋屈膝运动，对改善患者的偏瘫步态有很好的作用。因此，只要患者无运动禁忌证、患侧肢体有一定的随意运动，就应该在治疗者或亲属的监护和指导下经常进行练习。

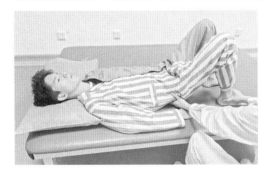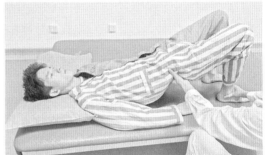

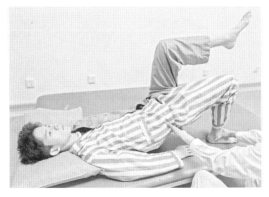

床上桥式运动（双桥、单桥）

2. 四点跪位及跪立位运动

（1）四点跪位训练。患者在治疗者的协助下，用双膝和双手均匀地支持体重即四点跪位（患者应把肘关节伸直，头颈、胸部向上抬起以抑制肩胛骨后缩）。如患者重心前移时，可加强伸肘；重心后移时，可强化屈髋、屈膝。

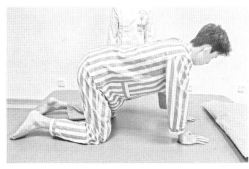
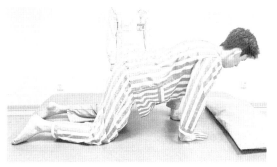
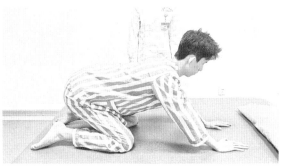

四点跪位训练

（2）跪立位训练。当四点跪位重心完全后移至双膝，患者上半身直立就变为跪立位。此时患者只用双膝负重，可进行头的前屈后仰使重心前后移动，以强化伸髋及屈膝。如果患者伸髋不充分，治疗者可在其背后抵住腰骶部，促进患者伸髋。

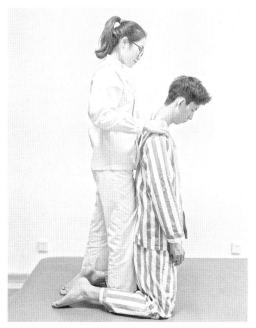
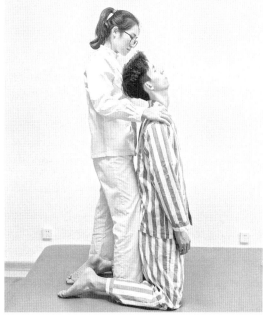

跪立位训练

第五节　坐位期的运动疗法

在病情允许的条件下，患者应该进行各种坐位训练，并根据体力情况进行跪立位训练，为以后的独立行走打好基础。

一、起坐训练

患者的起坐训练应及早开始，如生命体征稳定，可在发病 3～4 日开始训练。这样不仅可以有效地防止肺内感染、全身脏器功能低下等并发症，而且对将来运动功能的恢复还有很大作用。在开始起坐练习时，要密切观察患者的变化，动作要缓慢，循序渐进。最初可用靠背架、活动床等逐渐增加倾斜角度使头和上半身慢慢抬高，否则起坐过快易出现体位性低血压。因此在进行起坐训练时，如患者出现头晕、恶心、呕吐、面色发青、出冷汗等症状时，应暂时停止训练。

1. 患者的坐位

（1）背靠坐位训练。患者开始坐位练习时可将床头抬高或将靠背架调至 30°，让患者靠背坐，使下肢伸展，保持水平位。初次坐的时间不要太长，一般以 5 分钟左右为宜，每日 2 次。以后逐渐增大角度并延长坐位时间，一般每日以增加 10°、延长 5 分钟为宜。当增加至 50° 时，为防止身体向前滑动，可在膝关节下放置卷好的浴巾或枕头，使膝关节屈曲 20°～30°，直至采用 90° 正坐位。当每次能保持坐位 20 分钟以上时，应让患者利用健手完成饮食动作。

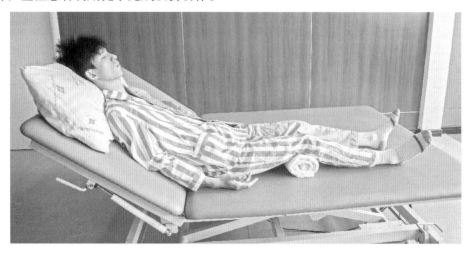

背靠坐位训练

（2）平坐位训练。患者平坐，上半身向前倾，双膝微屈，双足放在床上，双手放在大腿上以维持平衡。最初可由治疗者用双手扶持患者双肩给予协助。

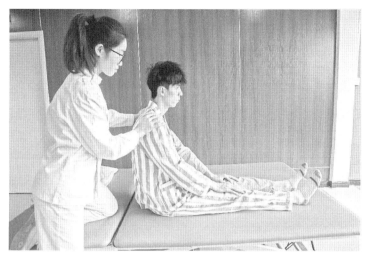

平坐位训练

（3）椅坐位训练。患者上身挺直端坐在椅或床上，双膝关节屈曲90°，双足着地，双手扶住大腿部以维持坐位平衡。

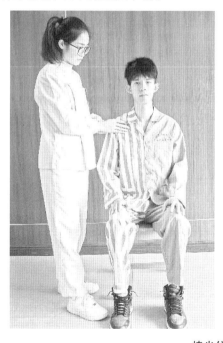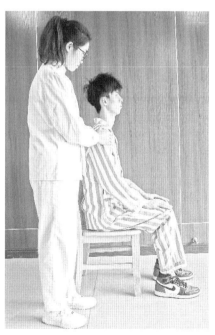

椅坐位训练

2.辅助坐卧训练

（1）从仰卧位到平坐位训练。患者仰卧，患手放在腹部，健手置于体侧。治疗者位于患者健侧，先用双手扶持患者双肩并向上牵拉；然后嘱患者头上抬、健侧肘关节屈曲，上臂呈直立状支撑身体；最后治疗者继续牵拉双肩，患者健侧肘关节伸直，手掌向下平放在褥垫上，以支持身体保持平衡而坐起。

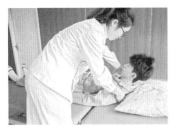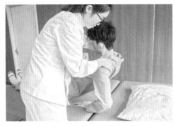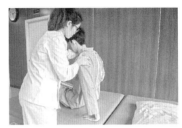

从仰卧位到平坐位训练

（2）从平坐位到仰卧位训练。患者平坐位，健侧肘关节伸展，健手置于体侧后外方，手掌向下平放在褥垫上。治疗者位于患者患侧前方，先用双手扶持患者双肩，嘱患者健肘关节屈曲（上臂呈直立位），身体缓慢向后倾斜；然后治疗者用双手扶持患者双肩并向前方稍用力牵拉，以保证向后倾斜的速度不致过快；最后患者身体进一步后倾而躺在床上，完成仰卧位动作。

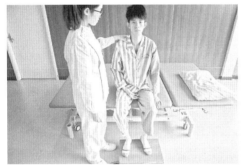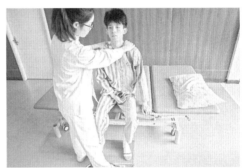

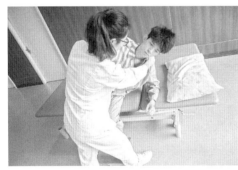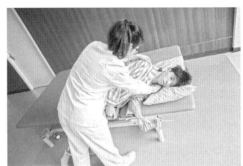

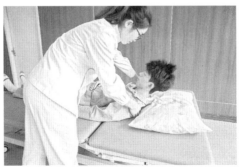

从平坐位到仰卧位训练

（3）从仰卧位到椅坐位训练。患者仰卧，治疗者位于患者健侧，先让健足插入患足下呈交叉状，患者身体向健侧侧转，患手置于治疗者肩上，健上肢置于体侧；然后治疗者用双手扶持患者双肩并向上牵拉，使其躯干抬起，患者健肘关节屈曲，上臂直立以支持身体上抬，治疗者再移开扶持患肩的手，协助患者将交叉的双足离开床面于床沿下垂；最后患者将交叉的双腿移开，两足着地，健手支撑在床面上，以保持坐位平衡。如床过高，患者两足下垂不能着地时，可借用木板或训练脚凳以保持坐位平衡。

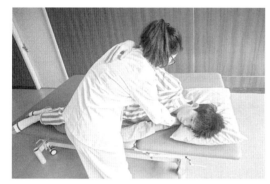
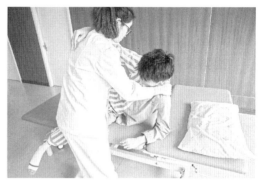
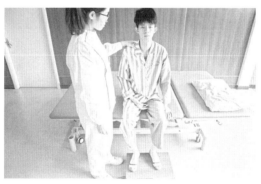

从仰卧位到椅坐位训练

（4）从椅坐位到仰卧位训练。患者端坐在床沿上，双足着地，健手支撑在健侧褥垫上。治疗者站在患者患侧前方，一手放在患者肩部，一手放在双膝下，嘱患者将健足插入患足后面，让其上半身随之缓慢向健侧后方倾斜，同时健侧肘关节屈曲支撑体重，治疗者扶持患者肩部以防止向后倾斜速度过快。最后治疗者放开扶持患肩的手，协助患者将交叉的双足移到床上，患者上半身继续后仰，腰、背、肩、头部依次着床，再移开交叉的双足，完成仰卧位动作。在此过程中治疗者要特别注意控制后仰的速度，防止过快。

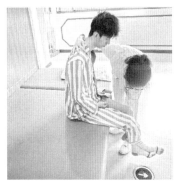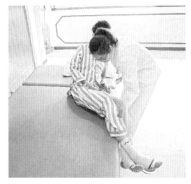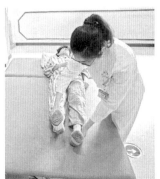

从椅坐位到仰卧位训练

3. 主动坐卧训练

（1）从仰卧位到平坐位训练。患者首先从仰卧位转换为健侧卧位，头抬起，用健手握住患手上举；然后健侧肘关节屈曲，上臂呈直立位支撑上半身抬起；最后上半身进一步上抬、前倾，同时健肘关节伸直，手掌向下平放在褥垫上，支撑身体而完成平坐位动作。

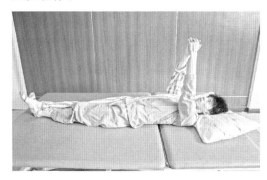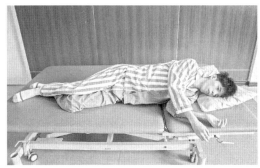
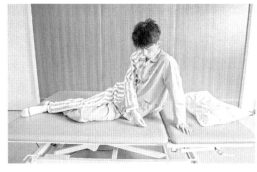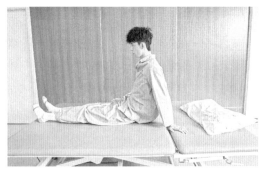

从仰卧位到平坐位训练

（2）从平坐位到仰卧位训练。患者平坐，首先向健侧转身，同时健肘关节伸直，健手掌向下，平放在体侧后方的褥垫上作支撑，患手放于腹部，上半身及头颈部向前倾；然后身体继续侧转，健肘关节屈曲，上臂呈直立位；最后身体向下向后倾斜，腰、肩部依次着褥垫，完成健侧卧位，而后翻转变成仰卧位。

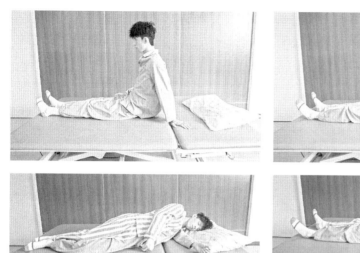
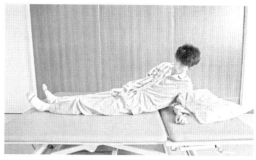
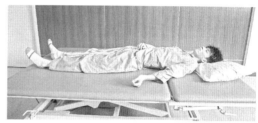

从平坐位到仰卧位训练

（3）从仰卧位到椅坐位训练。患者仰卧，健手握住患手上举，健足插入患足下呈交叉状，以健足带动患足向床边挪动离开床面，同时健手用力牵动上半身起立；然后上半身继续向上起呈半坐位，两足下垂在床沿边；最后患者完全坐起，并移开交叉的双腿，两足着地完成椅坐位动作。如果床过高，两足不能着地时，可借用木板或训练脚凳以保持坐位的稳定。

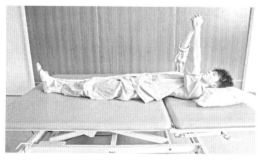
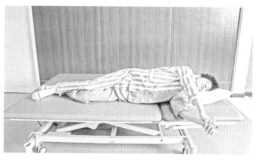
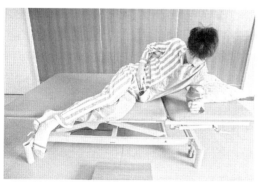
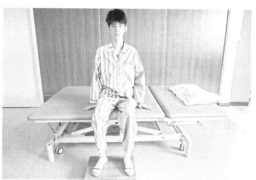

从仰卧位到椅坐位训练

（4）从椅坐位到仰卧位训练。患者坐在床沿上，双足下垂，首先将健足插入患足，健手握住床边的栏杆；然后上半身向健侧后方倾斜，健手适当用力牵拉住床边的栏杆，以防身体向后倾斜速度过快，同时健足带动患足上抬；最后上半身继续后仰，腰、背、肩、头部依次着床，健足带动患足移动至床面完成仰卧位动作。

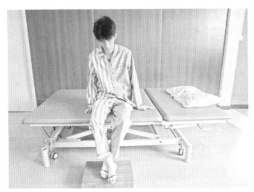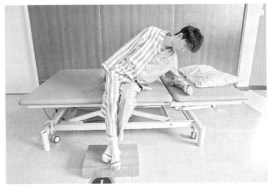

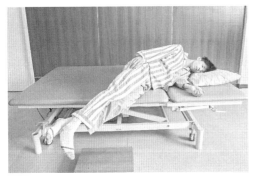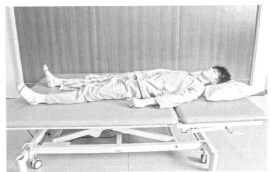

从椅坐位到仰卧位训练

二、保持坐位平衡训练

偏瘫患者是否保持坐位平衡，是将来能否步行的判断标准（约5%的患者不能保持坐位平衡），因此要进行坐位平衡训练。

1. 坐位平衡指导要领

在患者面前放一面镜子，让患者自己纠正倾斜状态。当患者坐位稍有倾斜时，治疗者应立即喊出"歪了！起来！向右向右！"等给予声音刺激。当患者有坐位倾斜时不要立即扶他，应轻轻地向倾斜方向推他，以诱发姿势反射而自行直立。如患者躯干不能直立，头渐渐低垂前屈时，可以向前下方向推其两肩或头部，与此相对应患者则给予抵抗，躯干就可以伸直。无论如何患者总向侧方或后方倾斜时，可在患侧臀部垫一个小枕头，以使躯干伸直。患者在平坐位易倾向后方，是由于屈髋运动受限所引起，应多进行患髋关节的屈曲、伸展练习。

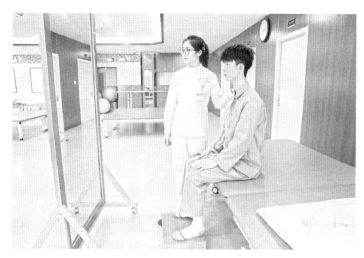

坐位平衡训练

2.平坐位平衡训练

（1）辅助平衡训练。①患者平坐位，两下肢伸展，治疗者站在患者背后先用双手支持其双肩，用腹部及大腿来支撑其背部，使患者记住坐位感觉；然后间断从肩部撒开手或离开支撑其背部的大腿和腹部，练习保持坐位平衡。②患者平坐位，上半身向前微屈，把重心主要放到健侧腿上，治疗者在背后仅用双手支持其肩部，并间断撒开手，患者要倾倒时再给予支持。如患者不能很好地完成这个动作，可把一小枕垫到患侧臀部下以保持坐位平衡。③患者平坐位，治疗者先从前方握住患者的双手，时而松开；然后让患者的手扶着治疗者的手来保持坐位平衡，并间断松开手。

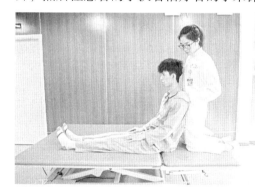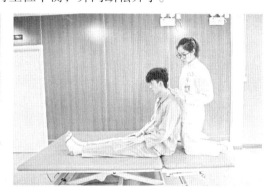

平坐位辅助平衡训练

（2）自主平衡训练。①大致能保持坐位平衡后，患者可用健手轻扶床头、床边梁等来保持坐位平衡。②患者平坐位，自己用双手抓住两侧大腿并间断松开手，如要倾倒时再立即抓住以保持平衡。③患者平坐位，两下肢伸展，先用健手握住患手置于小腹部，然后健手牵住患手尽可能上举，最好能到头顶部。整个运动要保持肘关节伸展位，腰、背、颈直立，尽量不要随上肢的上下移动而前倾后仰。④患者平坐位，腰、背、颈部直立，用健手握住患手置于小腹部，健膝关节缓慢进行屈伸运动。注意躯干不要随膝关节的屈伸而左右倾斜，并要防止向患侧倾倒。

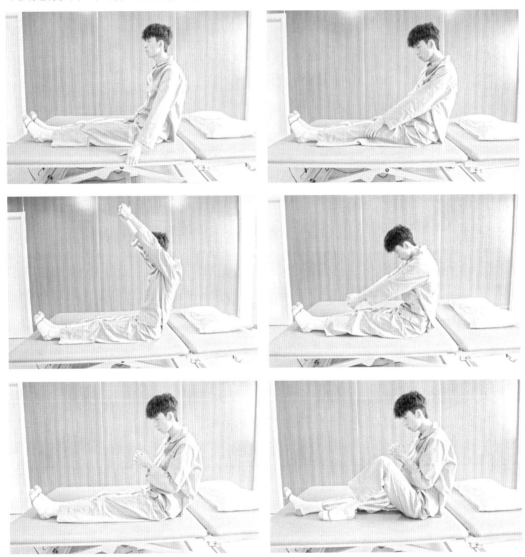

平坐位自主平衡训练

3. 椅坐位平衡训练

（1）辅助平衡训练。患者椅坐位，双足着地，用健手握住床栏杆，治疗者站在患者对面用双手支撑其双肩，以保持坐位平衡，并间断松开手，如要倾倒时再给予支撑。注意患者双足应用力着地，这样对保持坐位平衡很重要，也可在地上垫上小板凳或椅腿矮一点的椅子，以利于患者双足用力。

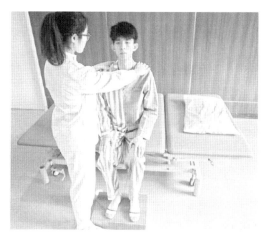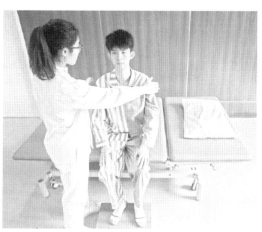

椅坐位辅助平衡训练

（2）自主平衡训练。①患者椅坐位，双足着地，用健手紧紧抓住床栏杆，努力使身体坐直，治疗者双手不要接触患者，站在其前面注意保护。②患者椅坐位，双足着地，用健手扶住床上被褥，用力防止身体歪倒。③患者椅坐位，双足着地，双手抓住自己的大腿来保持平衡，并间断松开双手，若要倾倒时再立即抓住大腿。

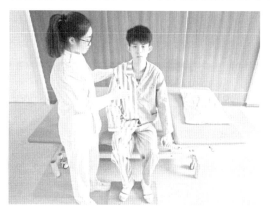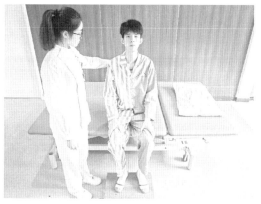

椅坐位自主平衡训练

（3）旋转平衡训练。患者椅坐位，双足着地，用健上肢扶持患上肢置于胸前，治疗者站在患者前方，双手扶持患者的双肩，稍微用力，使患者上半身分别向左、右旋转。最初旋转要慢，幅度要小，以后逐渐加速和加大旋转幅度。

当治疗者从前后左右推患者都不再倾倒时，就完成了保持坐位平衡训练。患者可在坐位下进行肢体的各种运动，并不断强化。但对于约 2% 的患者，无论如何训练都不能保持坐位平衡时，可利用靠背，在吃饭前后各起坐 1 小时，并尽可能利用轮椅、借助他人之力进行散步等，以缩短卧床时间。

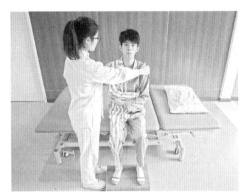
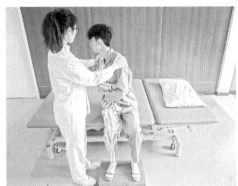
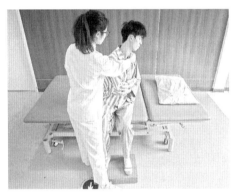

椅坐位旋转平衡训练

三、坐位肢体训练

从患者能够保持坐位平衡时起，就要在坐位进行肢体的各种训练。

1. 坐位头颈、躯干运动

（1）头转向健侧牵拉患侧躯干训练。患者坐位（平坐或椅坐），健手握患手置于胸前，反复把头颈转向健侧，以充分牵拉患侧颈与躯干肌肉；躯干也可同时向健侧侧弯，以加强抑制患侧躯干肌痉挛。

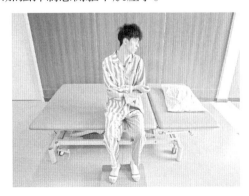
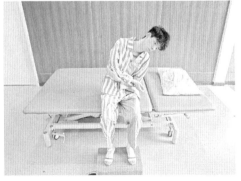

头转向健侧牵拉患侧躯干训练

（2）屈伸腰活动训练。患者坐位训练，健手握患手放在胸前，先将上半身向前屈曲后再伸直而使腰做伸屈活动。注意伸腰时应避免伸髋，以免增加下肢肌张力。

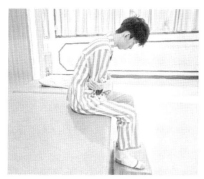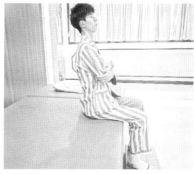

屈伸腰活动训练

（3）双手向前触地训练。患者椅坐位，双足平放在地上，双手分开或健手握患手，治疗者站在患者前面，让其尽量屈髋，用手指向前下触及自己的足趾。注意患者重心前移时双足不要用力向下蹬，重心恢复原位时足跟不要离开地面。

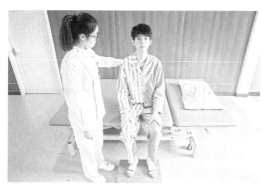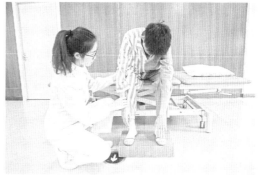

双手向前触地训练

（4）腰弯曲牵拉患侧躯干训练。患者椅坐位，治疗者坐在患者患侧，用一手扶住患侧腋下，另一手放在其健侧腰部，协助将重心移向患侧臀部，以使患者患侧躯干牵拉、健侧躯干缩短；当患者重心向患侧移动时，双足应用力以协助臀部对重心的支持。

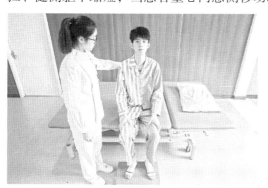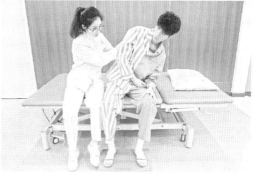

腰弯曲牵拉患侧躯干训练

（5）坐位平衡体操训练。患者坐位，首先两腿分开，双足着地，双手扶在床上，手指伸向斜后方，上肢负担部分体重；然后患者进行上半身左右倾斜交替运动。

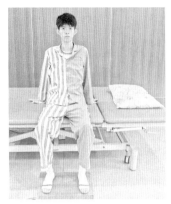 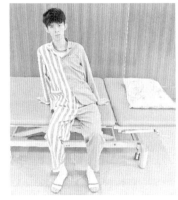 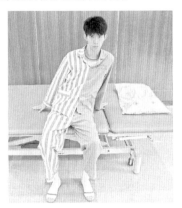

坐位平衡体操训练

（6）坐位前驱运动训练。患者坐位，首先双腿分开，用健手握住患手手腕，双上肢伸直；然后头和躯干前屈，两手抵大腿之间至看到臀部向后抬起为止。也可做斜位前驱运动，即患者体位同前，双上肢、躯干及头部先向左腿前斜屈；然后再向右腿前斜屈，反复交替运动。

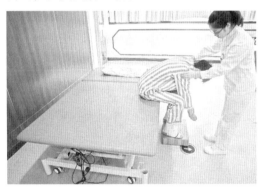 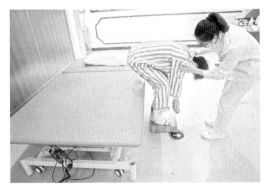

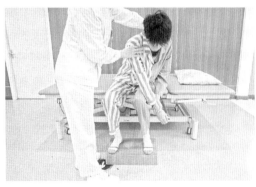 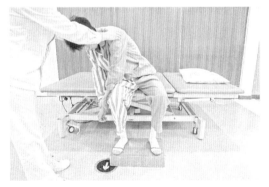

坐位前驱运动训练

2. 坐位患上肢运动

（1）患上肢负重训练。患者坐位，患手臂伸直，手掌放在体侧稍后的床面上，手指向外后方展开；治疗者站在患者患侧指导其移动身体重心，使患上肢负重。这样可以促进患侧肩胛上提、肘伸直、腕背和手指伸展。

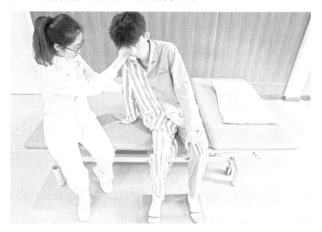

患上肢负重训练

（2）躯干向两侧旋转训练。患者椅坐位，双手交叉抱肘，用健手带动患肩先向健侧旋转，然后再向患侧旋转。注意在训练过程中骨盆要维持原位不动，以免代替躯干的旋转。

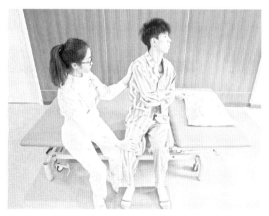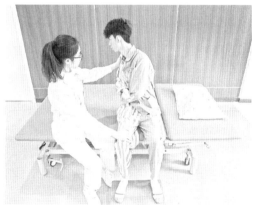

躯干向两侧旋转训练

（3）双手叉握向前抑制前臂旋转训练。患者椅坐位，先将双手叉握放在身前，双肘尽量向前伸直，然后向健侧转动，带动患侧肩胛骨充分向前伸；接着双手再转向患侧，使身体重心移到该侧，如此交替训练。

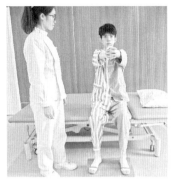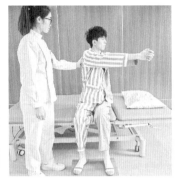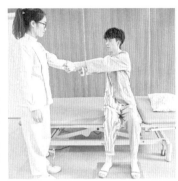

双手叉握向前抑制前臂旋转训练

（4）手的选择性运动训练。患者椅坐位，治疗者站在患者后面，先用双手扶住其双肩部，患者叉握手，使患肘关节略旋后位后，伸直双肘关节；然后上半身前屈，用手向前或向不同方向推身体前面的大球，进行患肘屈伸训练。

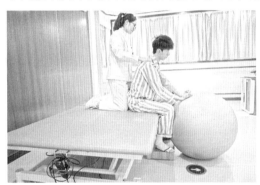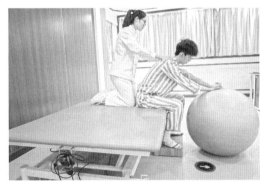

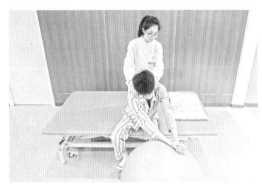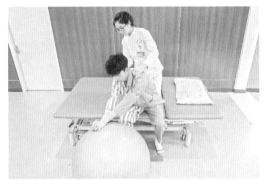

手的选择性运动训练

3. 坐位患下肢运动

（1）足跟着地踝背屈训练。患者椅坐位，双膝屈曲，双足平放在地上；治疗者位于患者前面，一手放在患膝上并用力向下压，使其足跟着地，另一手握住患足趾使踝充分背屈，反复练习。

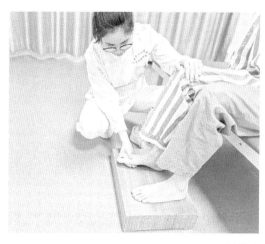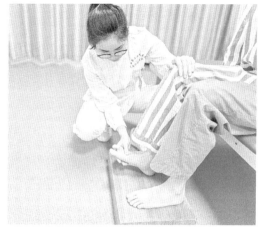

足跟着地踝背屈训练

（2）对患腿的控制训练。患者椅坐位，治疗者位于患者前面，用双手协助使其慢慢屈膝抬起患腿，停留一会后再慢慢放下。注意在抬起时要防止患腿外旋及外展，尽量保持踝关节背屈。当患者控制能力好转后，可进一步训练患膝关节的屈伸运动。最后训练患腿充分抬起并交叉到健腿上。

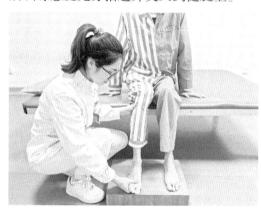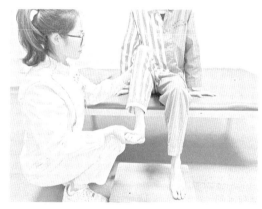

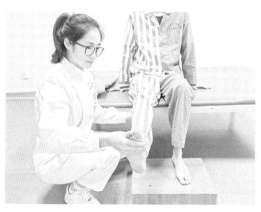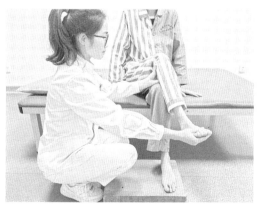

对患腿的控制训练

四、坐位移动训练

对可以立起和步行的患者，不要在地板上进行坐位移动，而应该站起来步行。但对于偏瘫较重，不能很好地起立或步行者来说，进行坐位移动训练是有实用意义的。

1. 向健侧移动训练

患者平坐位，健手伸向健侧方的褥垫上支撑部分体重，同时躯干部向健侧倾斜；先将健侧膝部向健手方向移动，然后用健上肢支撑体重，抬起臀部，以健侧膝关节为支点，使臀部带动患下肢向健侧移动，完成一次移动动作。

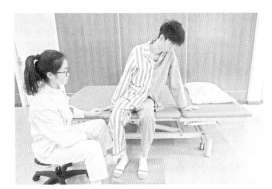 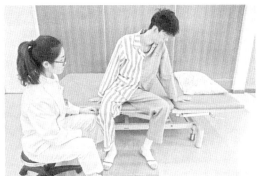

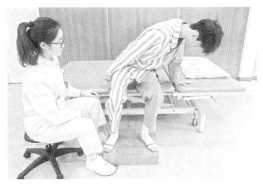

向健侧移动训练

2. 向其他方向移动训练

如果患者要向前、向后或向患侧方向移动时，按上述方法只要改变健手伸出的方向和位置，并结合躯干部的旋转就可完成。

五、跪立位训练

跪立位训练，可锻炼患者从躯干部到大腿肌肉的功能、平衡患肢负重能力等。但跪立位有一定的难度，仅适用于部分体力较好的患者，对伴有心血管系统疾病的老年、肥胖患者等大多不适宜这类训练。

1. 跪立位训练

（1）四点跪立位训练。患者用双手双膝支撑身体，头尽量抬起向前看，两手间的距离与肩同宽，两膝间距大约 10 cm，患侧各手指关节及肘关节保持伸展位。

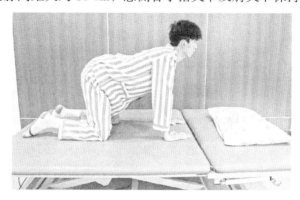

四点跪立位训练

（2）三点跪立位训练。患者用双膝及健手支撑身体，患手置于胸前，其余动作同四点跪立位。

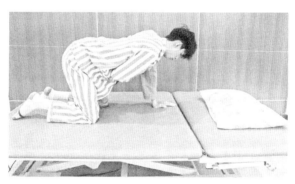

三点跪立位训练

（3）双膝跪立位训练。患者用双膝支撑身体，两膝间距大约 10 cm，髋关节呈伸展位，头颈、躯干部直立，健手握住患手置于小腹部。

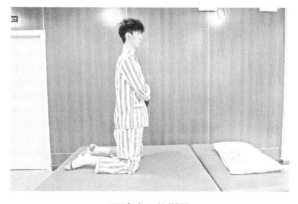

双膝跪立位训练

（4）单膝跪立位训练。患者用健侧膝关节支撑身体，患侧下肢在前呈向前迈步状，头颈、躯干部直立，双手自然下垂或放在患膝上。

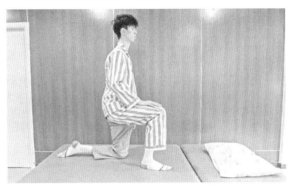

单膝跪立位训练

2. 坐位与跪立位变换训练

（1）从平坐位到跪立位训练。患者平坐，两腿自然伸开，患肘关节微屈，患手置于小腹部，健肘关节伸展，健手按扶在同侧的褥垫上。首先头及躯干向健侧转，健侧膝关节屈曲；然后以健侧上肢及膝关节为支点，身体进一步侧转，呈三点跪立姿势；最后健手离开床垫，头颈、躯干渐成直立位，髋关节伸展，完成双膝跪立姿势。在最初训练时，可在患者身前放一木凳，用健手扶撑，以保持跪立位平衡。

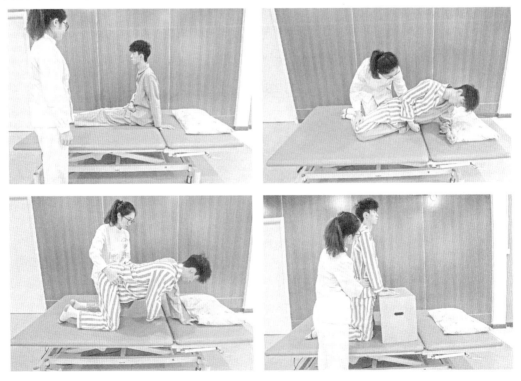

从平坐位到跪立位训练

（2）从跪立位到平坐位训练。患者双膝跪立位，头颈、躯干部直立，健手扶持在身前的木凳上。首先头颈、躯干部向前倾，同时健手从木凳上移开、支撑在床垫上，呈三点跪立位；然后上半身转向健侧，呈半坐位，将患手置于小腹部，健手按扶在健侧的褥垫上；最后两膝关节伸开，完成平坐位动作。

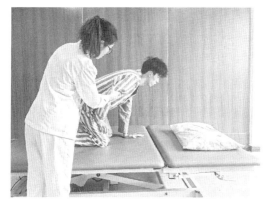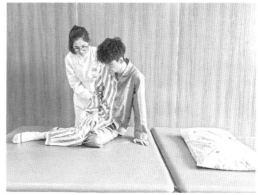

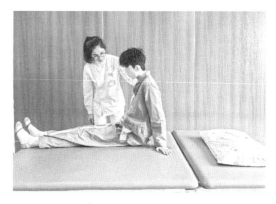

从跪立位到平坐位训练

3. 跪立位平衡训练

（1）四点跪立位平衡训练。①患上肢上举。患者四点跪立位，将患上肢上举，肘、腕关节及手指尽量伸展，用健上肢及双膝支撑体重。②健上肢上举。患者四点跪立位，将健上肢上举，肘、腕关节及手指伸展，用患侧上肢及双膝支撑体重。③患下肢抬起。患者四点跪立位，将患侧下肢抬起，膝关节保持伸展位，用两上肢及健侧膝关节支撑体重。④健下肢抬起。患者四点跪立位，将健下肢抬起，膝关节保持伸展位，用两上肢及患侧膝关节支撑体重。⑤健手与患足同时抬起。患者四点跪立位，将健侧肘关节伸展，上肢向上举，同时患膝关节伸展，患下肢抬起，用患侧上肢及健侧膝关节支撑患者体重。⑥患手与健足同时抬起。患者四点跪立位，将患侧上肢上举且肘关节保持伸展位，同时健膝关节伸展，下肢抬起，用健侧上肢及患侧膝关节支撑体重。

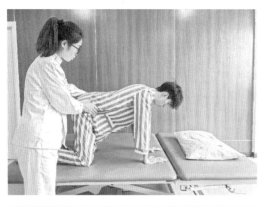
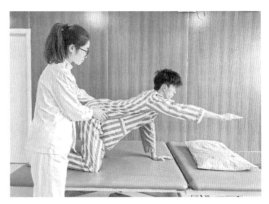
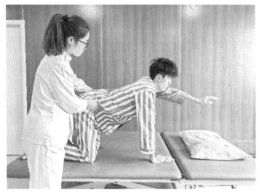
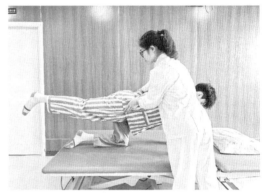
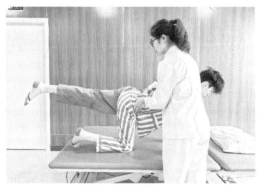
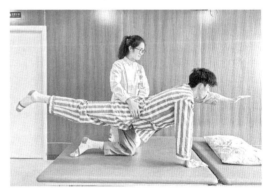
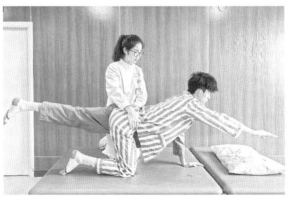

四点跪立位平衡训练

（2）双膝跪立位平衡训练。①重心左右移动。患者双膝跪立位，头颈、背、腹部直立，双膝尽可能均等地支撑体重。首先将重心向健侧移动，用健侧膝关节支撑体重，然后重心复原，用双膝关节支撑体重。用同样的方法将重心移向患侧后复原。如患者跪立位不稳，可在其前面放一木凳，用健手扶撑。②重心前后移动。双膝跪立位，头颈、背、腰部直立，双膝尽可能均等地支撑体重。首先将腰部屈曲，头颈、肩、背部向前倾，重心前移，然后腰部伸直，头颈、肩、背部伸展，恢复双膝跪立位。用同样方法使身体向后仰重心后移。如患者跪立位不稳，可在其面前放一木凳，用健手扶撑。做此动作时患者易向患侧歪倒，治疗者应注意保护。③旋转动作。双膝跪立位，头颈、腰、背部伸直，双膝尽可能均等地支撑体重。首先将头颈、肩、腰部向健侧旋转，然后再向患侧旋转。在旋转过程中，要注意保持腰背伸直，尽量不要前倾后仰。两上肢要伴随身体同时旋转，若患手不能随身体同时运动时，可用健手牵拉患手后进行。如患者跪立位不稳，可在其前面放一木凳，用健手扶撑。

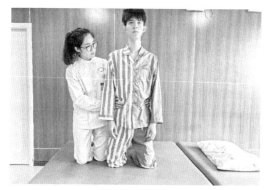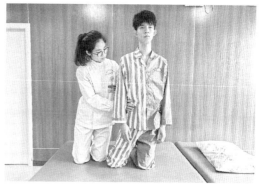

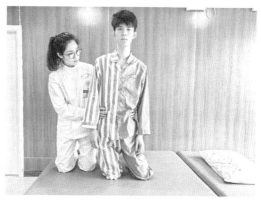

双膝跪立位平衡训练

（3）单膝跪立位平衡训练。患者双膝跪立位，颈、腰、背部直立，用健手扶住体侧的木凳。首先将重心移向患膝，健足向前迈出，呈单膝跪立位，此时要注意使腰背直立，患侧髋关节伸展；然后恢复双膝跪立位后，再将重心逐渐向健侧移动，患足向前迈出，呈单膝跪立位。

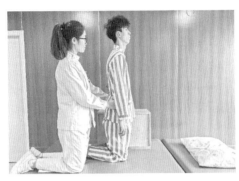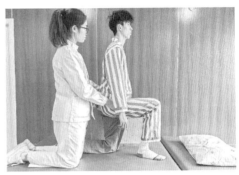

单膝跪立位平衡训练

4. 跪立位移动训练

（1）四点跪立位爬行训练。患者四点跪立位，先以双膝及患手支撑体重，健手向前移动一步，再以双手及健膝支撑体重，患膝向前移动一步；然后以双膝及健手支撑体重，患手向前移动；最后以双手及患膝支撑体重，健膝向前移动。

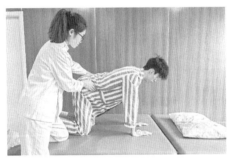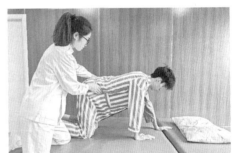

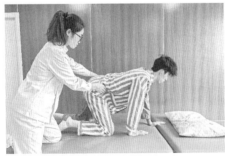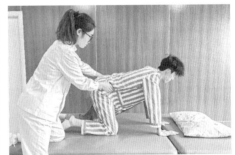

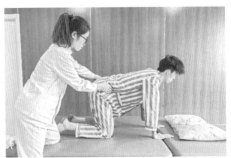

四点跪立位爬行训练

（2）双膝跪立位移动训练。①双膝跪立位向前移动。患者双膝跪立位，头颈、背、腰部直立，双膝交替负重向前移动。要注意向前移动时，膝、小腿、足应尽量离开床垫，避免拖拽状移动。当患侧支撑体重时要注意保护，以防止摔倒。同时还要注意两上肢的配合，以保持身体的平衡。②双膝跪立位向后移动。双膝跪立位，头颈、背、腰部直立，双膝交替负重向后方移动。在后移时负重的侧腰、背部应伸直，患侧支撑体重时要注意保护，以防止摔倒。③双膝跪立位向侧方移动。双膝跪立位，头颈、背、腰部直立，用双膝交替负重向侧方移动。在移动时，膝、小腿、足应尽量离开床垫，避免拖拽。患侧支撑体重时，要注意保护，以防止摔倒。

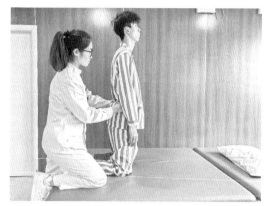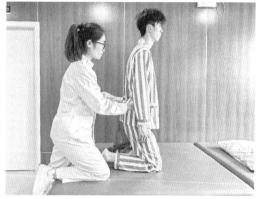

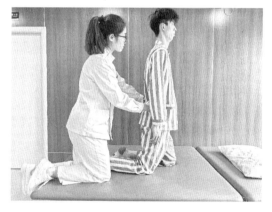

双膝跪立位移动训练

第六节　站立期的运动疗法

依靠两下肢站立是人类的基本特征之一，也是独立完成各种日常生活活动的最基本要求。因此，当患者坐位平衡功能基本恢复，患髋、膝关节能主动屈曲时，说明该侧肢体已有下床站立、步行的能力，应及早进行站立位训练。

一、起立基本训练

对多数患者来讲，单纯站立并不十分困难，而困难的是坐位与站立位的变换，同时多数患者在最初站立时，患侧下肢不敢负重，从而影响将来步行功能的恢复。因此，应重点进行起坐动作的练习。

1. 辅助起坐训练

（1）从平坐位到站立位训练。患者平坐位，健手握住患手向前伸。治疗者位于患者患侧，先一手扶持住患者患侧膝关节，另一手扶持在患侧腰部，嘱患者身体向前倾，用健侧膝关节及健侧上肢支撑体重。治疗者用一手固定患膝部，另一手将患者腰部向上提，患者要尽量用健侧足尖支撑身体起立使膝关节伸展。最后健侧下肢前移，患侧膝、髋关节伸展，用双腿支撑体重，使腰、背、头颈直立，完成站立位动作。在此过程中，治疗者应注意保护患侧膝部及腰部，以防患腿突然不能支撑体重而向患侧倾倒。

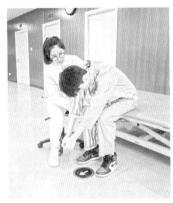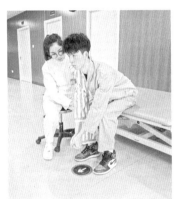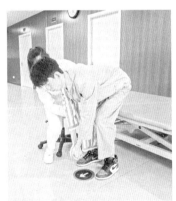

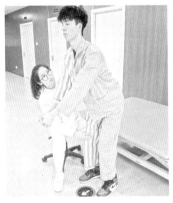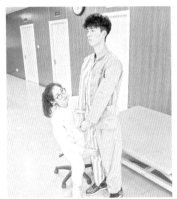

从平坐位到站立位训练

（2）从站立位到平坐位训练。患者站立位，治疗者站在患者患侧偏后方，一手扶持患者患膝部，另一手扶持在患侧腰部。先嘱患者头颈、背、腰部前屈，用健上肢及两下肢支撑体重；然后患者健足向后移动，单膝跪立，重心逐渐移向健侧上下肢并继续向健侧后方移动，转身而成平坐位；最后将腰背部伸直，健侧上肢支撑在体侧的床垫上，而完成平坐动作。在这个过程中，治疗者要注意扶持住患者患膝及腰部，以防患者向后摔倒。

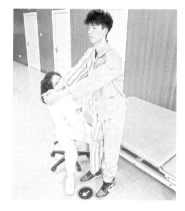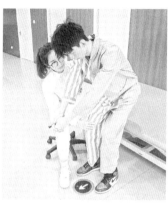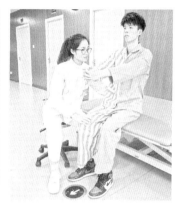

从站立位到平坐位训练

（3）从椅坐位到站立位训练。患者椅坐位，两足间距约 20 cm，治疗者一手扶持患者患膝部，另一手扶持患侧腰部，嘱患者头颈及上半身向前倾，重心前移，臀部慢慢抬起；然后治疗者用一手向前上方牵提患者腰部，另一手固定患膝关节以防前屈，患者臀部抬起离开椅面，两膝关节伸展；最后患者头颈、背、腰部直立，两足尽量同等量支撑体重，完成站立位动作。治疗者要注意保护患侧膝关节及腰部，以防患者向患侧倾倒。

（4）从站立位到椅坐位训练。患者站立位，治疗者位于患者患侧，用手扶撑患膝关节及腰部，先嘱患者低头、弯腰，重心向前移；然后患者双膝关节屈曲，重心后移，缓慢地坐在身后的椅子上。最后患者坐稳后再抬头，伸直腰背，完成椅坐位动作。治疗者要注意扶持患者的腰部，以控制其向后坐的速度。

2. 主动起坐训练

（1）从平坐位到站立位训练。①患者平坐位，健手放在健侧前方的小凳上，首先将健侧髋、膝关节屈曲，足置于臀下，患足向前伸；然后健侧髋关节伸展，主要用健侧膝关节及健手支撑身体向上起，健侧膝关节逐渐伸展，用健足尖及健侧上肢支撑身体起立，患下肢同时也尽可能用力；最后用健侧上肢及患侧下肢支撑体重，健侧下肢向前移动，完成站立位动作。②患者平坐位，健手支撑在床垫上，健侧髋、膝关节屈曲，足置于臀下，患足伸向前方。先将患侧髋、膝关节逐渐伸展，身体重心向前移，用健侧上肢及膝关节支撑体重向上起；然后身体重心继续前移，以健侧上肢支撑大部分体重，同时健侧下肢向前移；最后健手离开床垫，腰背慢慢伸直，完成站立位动作。

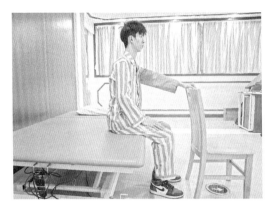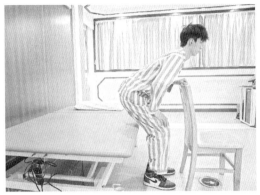

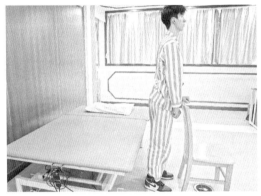

主动从平坐位到站立位训练

（2）从站立位到平坐位训练。患者站立位，先将身体向前倾，用健上肢及两下肢支撑体重；然后将健侧下肢向后移动，健膝关节屈曲、跪立，重心逐渐移向健侧上下肢；最后重心继续移向健侧后方，转身而成坐位，健上肢支撑在体侧完成平坐位动作。

（3）从椅坐位到站立位训练。患者椅坐位，两足稍向后缩，间距 10 cm 左右，两膝放正，不要向内侧或外侧倾斜，两手扶持在两膝上。患者先低头，使上半身前倾，重心前移，用两足支撑体重；然后臀部离开椅面，膝关节慢慢伸展；最后头颈、背、腰直立，膝、髋关节伸展，完成站立位动作。

（4）从站立位到椅坐位训练。患者站在椅子前方，先低头、弯腰，使重心前移，同时两膝关节逐渐屈曲，并用双手扶持在两膝关节上方；然后两膝关节进一步屈曲，身体向后缓慢地坐在椅子上；最后坐稳后再抬头，伸直腰背，完成平坐位动作。

二、站立位保持平衡训练

患者一旦能够站起来，就应该立即进行站立平衡训练，为以后的步行做准备。能正确独立步行患者需要的条件：一是单腿可独立负重；二是患侧下肢能主动地屈髋、屈膝及屈踝。患者在练习初期可用防止跌倒带等，并且要有人辅助和保护。

1.患者正确的站姿

站立时头放正，双眼向前直视，躯干挺直，肩、臀部前挺以保持伸髋，膝伸展（也可微屈），足跟着地，双下肢同等负担体重。如果患者低头弯腰就会导致伸髋困难，而膝过伸会引起股四头肌挛缩、足尖着地会加重足跖屈等。

2.双杠内站立保持平衡训练

（1）自行站立保持平衡训练。患者健手扶杠在双杠内站立，间断将健侧手离开双杠。在最初时只能保持一瞬间，以后可逐渐延长时间。

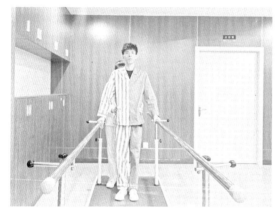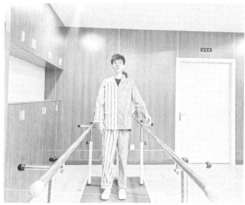

自行站立保持平衡训练

（2）左右交替保持平衡训练。患者在双杠内站立，双手自然下垂，先将两足分开，身体向患侧倾斜，患足负担体重，然后再用健足负重，交替练习。

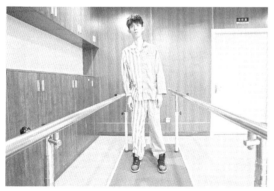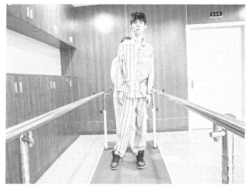

左右交替保持平衡训练

（3）前后交替保持平衡训练。患者站立姿势同前，双下肢前后叉开，将体重交替放在前后足上。

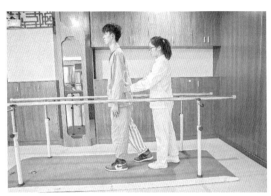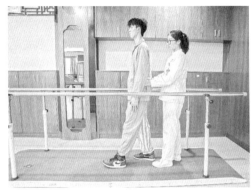

前后交替保持平衡训练

（4）交替踏出保持平衡训练。站立姿势同前，先以健足负重，然后将患足向前向后交替踏出。或主要以患足负重，健足做向前向后交替踏出练习，保持站立平衡。

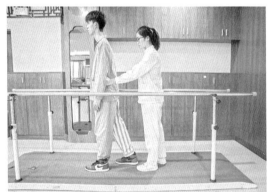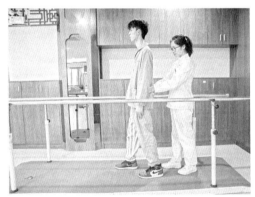

交替踏出保持平衡训练

3. 双杠外站立保持平衡训练

（1）持杖站立保持平衡训练。①患者两足稍分开同等负担体重站立，健手扶手杖轻着地。首先健手用力扶手杖，将身体重心移向患侧足上，然后再慢慢将重心移到健侧足上。治疗者位于患者患侧保护。②患者持杖站立后，先将手杖移向身体前方一步远处作支点保持身体平衡，然后使躯干和头部前屈，以手杖支撑大部分体重后再复原。③患者持杖站立后，将手杖向前上方举起，用两足来负担体重。在开始时只能保持片刻，以后可逐渐延长时间。

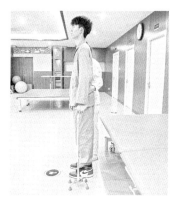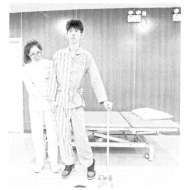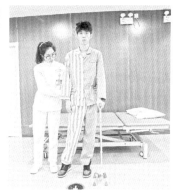

持杖站立保持平衡训练

（2）足着地训练。如果患者感觉运动没有恢复正常，足与地接触的强度不好掌握，可让患足在着地时先轻而迅速地触一下地，立即抬足，然后再真正踏下负重。这样因事先试探过，着地的力量一般会比较合适。

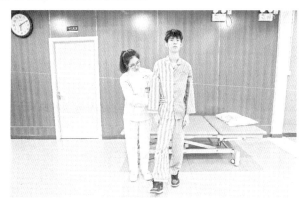

足着地训练

（3）双臂上举训练。患者站立位，双足间距 10 cm，腰、背伸直，左右两足尽可能同等支撑体重。先用健手握患腕部，健手牵拉患手缓慢上举，上举到最大限度后停留数秒，再缓慢放下。要注意头、肩、腰部保持直立，不要向左右扭转或倾斜。

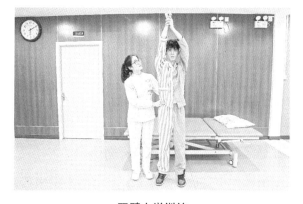

双臂上举训练

（4）左右侧转训练。患者站立位，两足间距 10 cm，腰、背伸直，左右两足尽可能同等支撑体重。以头、肩、腰的顺序先向健侧扭转，然后再向患侧扭转。

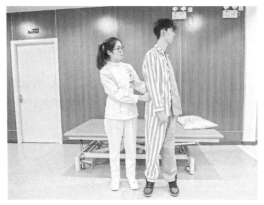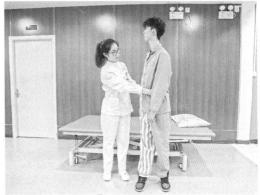

左右侧转训练

（5）手摆动训练。患者站立位，治疗者在其前方握住患者双手。当患者迈右腿时，治疗者下"向右"口令，同时将患者左手越过中线触及右大腿；迈左腿时，右手移向左大腿。熟练以后患者自己练习手的摆动动作，也可由治疗者在患者身后扶住其双肩，按照正常人的步行规律，做肩左右摆动训练。

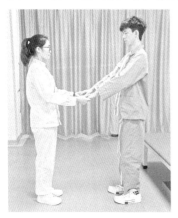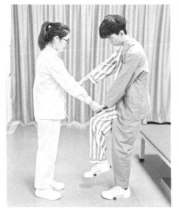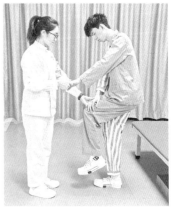

手摆动训练

三、站立位肢体训练

1. 双下肢负重站立运动

（1）垂直方向上下移动训练。患者站立位，在保持伸展髋关节的情况下，通过进行双膝关节的屈曲和伸展，使身体重心在垂直方向做上下移动。训练时，治疗者可在患者前面，双手放在其双膝上，当患者膝关节屈曲时协助向下压，注意防止大腿内收及内旋。

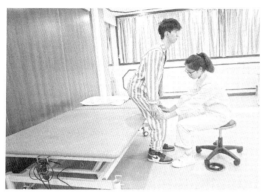
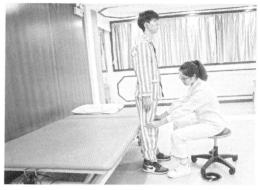

垂直方向上下移动训练

（2）重心前移训练。患者站立位，双膝屈曲，用叉握的双手推身体前面的大球，从而使重心前移。治疗者注意帮助稳定患侧膝关节，使患者双腿保持同等负重。

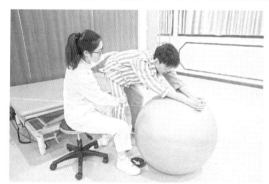
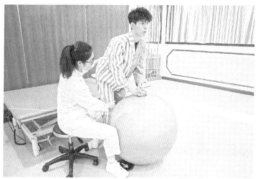

重心前移训练

（3）重心后移训练。患者站立位，双髋屈曲，骨盆向后倾使重心后移，而躯干和两上肢相对向前倾以维持平衡。训练时治疗者应站在患者后面，辅助患者将骨盆向后拉。此方法还可刺激患足跟着地。

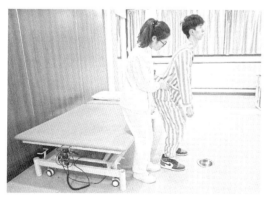
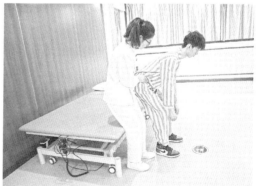

重心后移训练

（4）重心向两侧移动训练。患者站立位，双膝微屈，交替将重心从一侧腿转移到另一侧腿训练，并将双上肢放松摆动于身体的两侧。治疗者可站在患者患侧后方，双手放在患者的骨盆两侧，当患者重心转移时帮助髋部带动骨盆向前旋转。

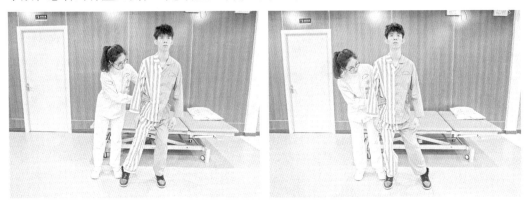

重心向两侧移动训练

2. 患腿负重站立运动

（1）髋伸展外旋训练。患者用患腿负重站立，健足放在患足斜前面或后面。治疗者站在患者患侧，双手放在患者的骨盆两侧，引导骨盆移动，使患腿呈外旋外展位，从而改善伸髋。

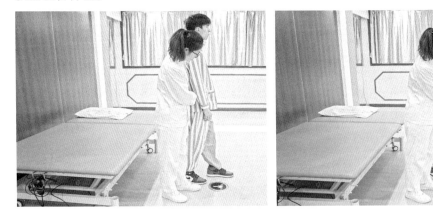

髋伸展外旋训练

（2）膝关节屈伸训练。患者患腿负重时，易出现膝关节不自主的屈曲伸展活动及膝过伸而加重伸肌痉挛。因此在开始训练时，治疗者应在患者患侧，用自己的双膝关节来防止患膝过伸，同时用手在患者的患髋和健腰部帮助其伸髋，以协调身体姿势。

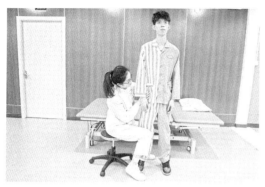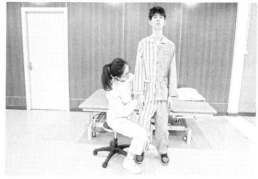

膝关节屈伸训练

（3）抑制足趾跖屈训练。患者患腿负重时，可在其患足趾下面放上毛巾，以促使患足跟着地，抑制足趾跖屈。

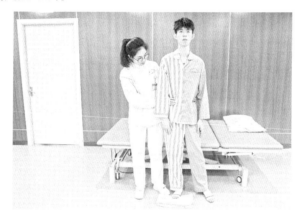

抑制足趾跖屈训练

（4）患腿负重健腿上下台阶训练。患者站在一台阶上用患腿负重。先将健腿上一台阶，再把健腿慢慢放回到下一台阶上，如此反复训练。治疗者在旁辅助，确保髋、膝、踝关节的正常活动。

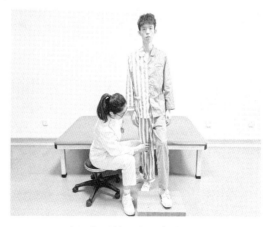

患腿负重健腿上下台阶训练

3. 健腿负重站立运动

（1）患腿伸肌放松训练。患者应学会在健腿站立时放松患腿的伸肌，从而有利于恢复正常步态。患者站立，患足平放在地面上而不负重，治疗者蹲在患者前面，一手放在患侧骨盆上帮助骨盆向前下方放松，另一手放在患膝前面引导患膝向前，并防止足的跖屈和内翻，从而使患下肢伸肌放松。

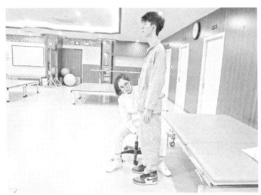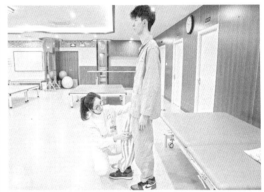

患腿伸肌放松训练

（2）原地抬患腿训练。患者站立，治疗者在其前面，一手放在患者健侧髋部指导患者用健腿负重，另一手握住患者患足，指导患者原地抬起患腿后再慢慢地放回地面。

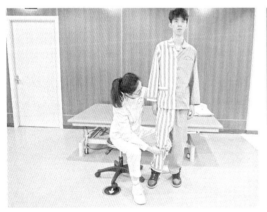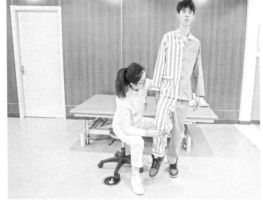

原地抬患腿训练

（3）患腿伸髋屈膝训练。患者健腿站立，患腿进行伸髋屈膝动作，治疗者站在患者后面，用双膝夹住屈曲的患腿，双手放在患者髋部或两肩上，以维持躯干挺直，训练完毕后再协助把患腿慢慢放到地面上。

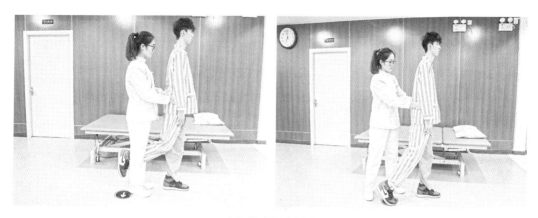

患腿伸髋屈膝训练

（4）患腿向后迈步训练。用患腿向后迈步，能使患者患腿伸髋屈膝和踝背屈。训练时治疗者位于患者患侧后方，一手放在患髋处防止患者患腿向后迈时上提骨盆，另一手握住患足使其背屈，当患者能较好地控制患腿后，嘱其抬起患足放松向后做迈步练习。

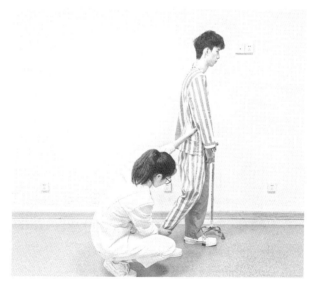

患腿向后迈步训练

4. 站立位上肢运动

（1）手臂负重抑制上肢痉挛训练。患者患腿负重在前，健腿在后呈弓字步，双肘伸直，双手指展开扶在桌面上适当负重，以抑制上肢屈肌痉挛，患者也可双足平行站立，双上肢伸直支撑在身后的治疗床上，同时向前突出髋部以伸直整个脊柱。

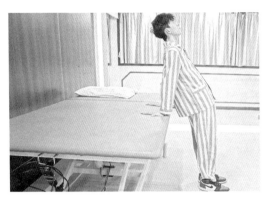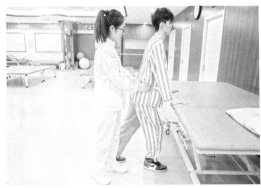

手臂负重抑制上肢痉挛训练

（2）伸展手臂外展并外旋训练。治疗者站在患者患侧帮助患者把患上肢伸展并充分外展及外旋，手腕背伸，各手指外展。如果患者脊柱向健侧弯曲，被牵拉的患侧躯干可进一步抑制患上肢的屈肌痉挛。

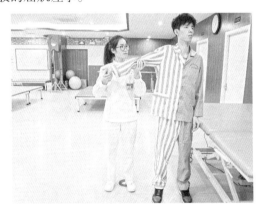

伸展手臂外展并外旋训练

（3）双手叉握、掌心向外伸直并上举训练。此运动可以使患者肩胛骨前伸和向上提、肘关节伸直和腕充分背伸。如果掌心向上双臂向健侧倾斜还可牵拉患侧躯干，以增强躯干肌力。

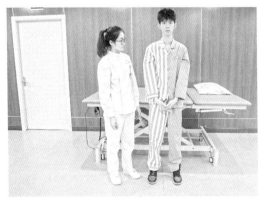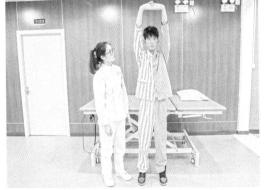

双手叉握、掌心向外伸直并上举训练

（4）偏瘫上肢的选择性分离运动训练。如果患者偏瘫上肢痉挛已明显缓解，就可试做各种日常性或作业性活动，如穿脱衣服，抓握棋子、皮球等，要反复学习经常练习，以改善上肢功能。

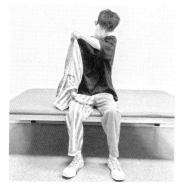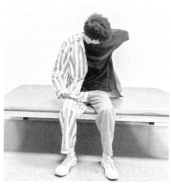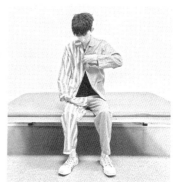

日常性活动训练

第七节　步行期的运动疗法

一、患腿运动训练

1. 避免患膝过伸训练

患者患腿开始着地负重时，常常出现患膝过度伸展，易引起下肢伸肌痉挛，从而导致站立及行走困难。因此，当患者患腿负重时，一定要有意识地主动向前伸髋，或当患者将重心转移到患腿上时，治疗者可用手帮助使骨盆向前以确保伸髋，而避免患膝关节过伸。

2. 放松髋、膝、踝关节训练

当患者把重心转移到向前迈出的健腿上时，如果不能放松地屈曲患侧髋、膝关节，就必然上提骨盆，从而使患腿伸展关节的肌肉（伸肌）痉挛，变成划圈行走。因此在训练时，指导患者放松髋、膝关节的同时，治疗者可站在患者后面用手沿股骨向前向下推压，从而帮助骨盆向前下移动，避免伸肌痉挛。

二、迈步训练

患者在站立位能保持平衡后，就可进行迈步训练。

1. 床边迈步训练

患者站立位，先用健手握住床边梁或椅子靠背等，患足向前迈出一步，左右两足同时负重，然后重心逐渐前移至患足，健足抬起，保持平稳后健足放下，患足再退回原处，以同样方法向前迈出健足。如此反复练习。

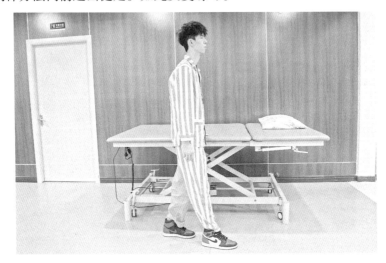

床边迈步训练

2. 交叉侧方迈步训练

（1）向患侧迈步训练。患者站立位，先将健腿从前面交叉后向患侧迈步，将足平放在地上，避免膝过伸，然后两腿同等负重，治疗者在旁给予适当协助。

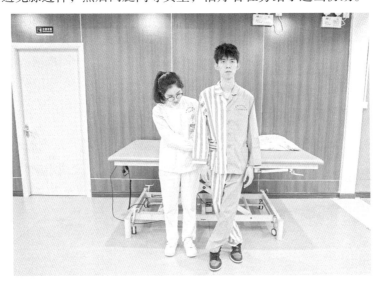

向患侧迈步训练

（2）向健侧迈步训练。患者站立位，患腿从身前向健侧方迈步，把足平放在地上，两腿同等负重，治疗者要注意使患者患侧骨盆向前下移动。

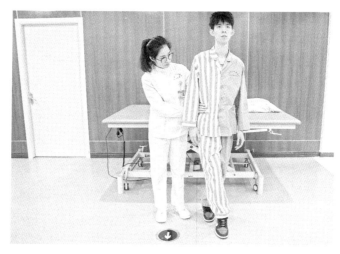

向健侧迈步训练

3. 登台阶训练

在早期步行训练中，上、下台阶较易实行，它对患者躯干、下肢肌力协调性及活动范围的改善都有作用，并能改善患者的心血管和呼吸功能。具体训练方法是：患者站立，先用健手扶住台阶上的扶手，患足迈上第一个台阶，健足放在下面，然后患足固定不动，健足做上、下台阶练习。

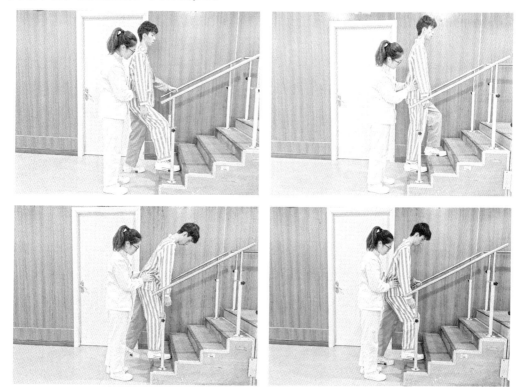

登台阶训练

三、双杠内步行训练

双杠是偏瘫患者最确实的支撑。当患者能够保持立位平衡时，就应尽早地开始双杠内的步行练习。

1. 双杠内训练要求

双杠的高度应根据患者的具体情况来调整，以适合步行，一般以不超过骨盆上缘为宜。治疗者可站在患者患侧，抬起患上肢的肘部，以利于患下肢迈步。当患者患腿不能迈出时，治疗者可用自己的腿轻推其患腿。开始步行训练时，患者的眼睛常常向下看，应注意纠正。患者在双杠间不能进行方向的转换，当从一端走到另一端后，治疗者可让患者坐在轮椅上，再送回原来的位置。开始训练时患者需要借助双杠步行，以后要独立进行步行。患者患足不能迈步的原因，大多是由于髋关节屈肌肌力降低、下肢痉挛、下垂足和内翻足及站立不稳等引起，应注意矫正和训练。

2. 双杠内训练方法

（1）辅助步行训练。患者站立在双杠内，健手握住平行杠，用三角巾将患手悬吊在胸腹前。治疗者站在患者患侧，用一手扶持住患者健侧腰部，另一手扶持在患侧大腿后方，嘱患者向前挪到患腿；同时充分利用自己的足及膝关节，协助患者完成患腿向前迈步的动作。以后随着患者步行能力的增强，应逐渐减少辅助量。

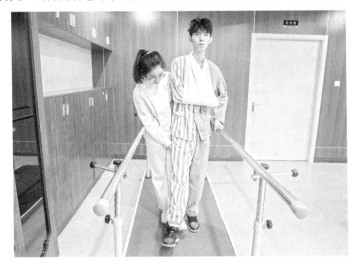

辅助步行训练

（2）自主步行训练。患者站立在平行杠内，两下肢同等支撑体重，用三角巾将患手悬吊在胸腹前，健手握住双杠。首先健手向前挪动约一步的距离，在侧前方握住双杠；然后用健侧上下肢支撑体重，患足向前迈一步；最后用健手和患下肢支撑体重，健足向前迈出一步。如此反复练习。整个步行顺序为健手→患足→健足。

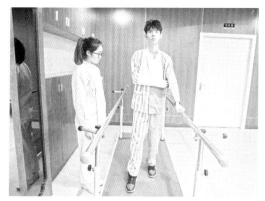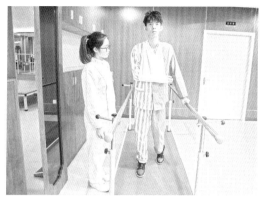

自主步行训练

四、持杖步行训练

当患者能够在双杠内保持立位平衡及走步时，就可以进行持手杖步行训练。

1. 辅助持杖步行训练

在最初进行持杖步行训练时，治疗者要给予充分的保护。具体是患者健手持杖站立，治疗者先站在患者患侧，用一手抓住患者腰间的系带以支持患者的腰部，另一手扶持患侧肩部并与患者步伐一致，然后缓慢地用三点式步行前行。或患者健手持杖，治疗者站在患者患侧，用一手抓住患者腰间的系带以支持患者的腰部，并与其步伐一致，用三点式步行，缓慢地前行。也可患者健手持杖站立，治疗者站在患者身后，用双手扶持患者的腰部，用三点式步行前行。还可患者健手持杖，治疗者站在患者身后，用双手扶持患者的双肩，三点式步行向前缓行。

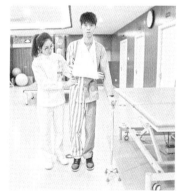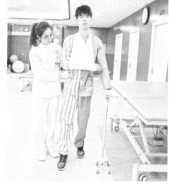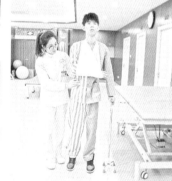

辅助持杖步行训练

2. 自主持杖步行训练

（1）三点式步行训练。患者站立位，两下肢支撑体重，用三角巾将患手悬吊在胸腹前。健手持杖，先将手杖向前移动一步，用健足和手杖支撑体重，患足向前迈一步；然后患足和手杖支撑体重，健足向前迈出。如此反复练习。此种步行，患者体重经常有两点支撑，因此稳定性较好，除了一部分轻型患者以外，多数以这种步行方式开始。整个步行顺序为手杖→患足→健足。

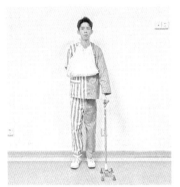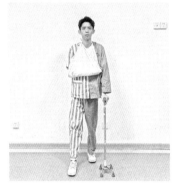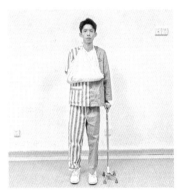

三点式步行训练

（2）二点式步行训练。患者站立位，两下肢支撑体重，健手持杖，先用健足支撑体重，手杖和患足同时向前挪动一步；然后手杖和患足支撑体重，健足向前移动一步。如此交替进行。这种步行方式是手杖和患足作为一点同时伸出和着地与健足交替支撑体重。此种步行方式速度较快，对轻型患者，特别是患膝可以在空中屈伸者，可立即进行这种步行，也可以从三点式步行移行到二点式步行。

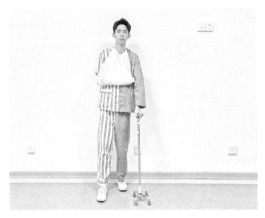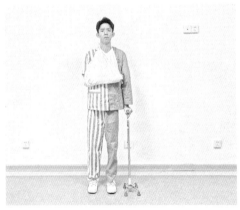

二点式步行训练

3. 持杖步行转身训练

（1）持杖向患侧转身训练。患者健手持杖站立，以患足为中心，向患侧缓慢移动健足和手杖，同时患足原地踏步并伴随健足及手杖移动，逐渐调整方向，完成向患侧转身。

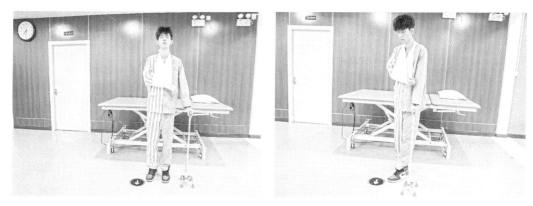

持杖向患侧转身训练

（2）持杖向健侧转身训练。患者健手持杖站立，先以患足为中心，健足向后迈出半步；然后以健足支撑体重，移动患足及手杖，使身体缓慢转向健侧。

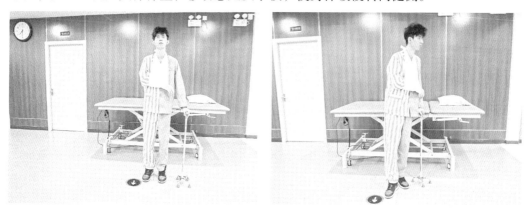

持杖向健侧转身训练

五、无手杖步行训练

当患者持手杖步行可以保持平衡，并能进行二点步行时，可开始无手杖步行训练，或在三点步行稳定后开始无手杖步行。练习时要有两人监护，一人在旁边防止患者跌倒，另一人在前面指挥。患者站立位，抬头挺胸，目视前方，治疗者下口令让其缓慢做步行练习，并及时纠正前足掌蹭地、足内翻及行走步态异常和步行间距大小不等。

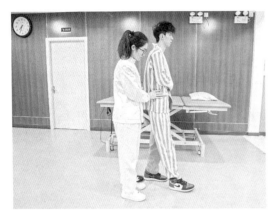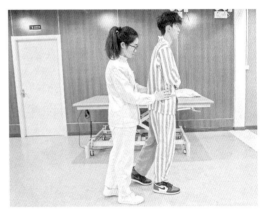
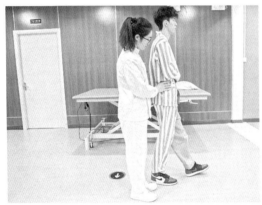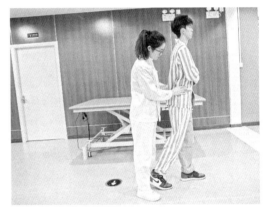

无手杖步行训练

六、实际步行训练

患者无论是什么步行模式（持手杖或独立步行），当能确实进行时，就要在地面上做实际步行练习。

1. 利用手杖步行训练

（1）上下阶梯步行训练。患者上下阶梯时，足尖要充分靠近台阶的下端以防摔倒。①上阶梯。可分为三个动作来完成。首先患者健手握手杖先上台阶；然后手杖和患足支撑身体，健足迈上台阶；最后健足支撑身体患足迈上台阶，两足同等支撑体重完成上台阶动作。即应用手杖健足→患足方法。上阶梯动作也可由两个动作完成，即首先用手杖和患足在地面上支撑体重，健足迈上台阶；然后健足在台阶上用力支撑身体，患足和手杖同时迈上台阶后，双足同等支撑体重。②下阶梯。也分三个动作完成。首先患者在台阶上双足站立后，健手握手杖先下台阶；然后用手杖和健足支撑身体，患足迈下台阶；最后用手杖和患足支撑身体，健足迈下台阶，双足同时支撑体重完成下台阶动作。即应用手杖→患足→健足方式。下阶梯时也可由两个动作完成，即首先健足支撑体重，患足和手杖同时迈下台阶；然后患足和手杖支撑体重，健足迈下台阶，两足同等支撑体重完成下阶梯动作。

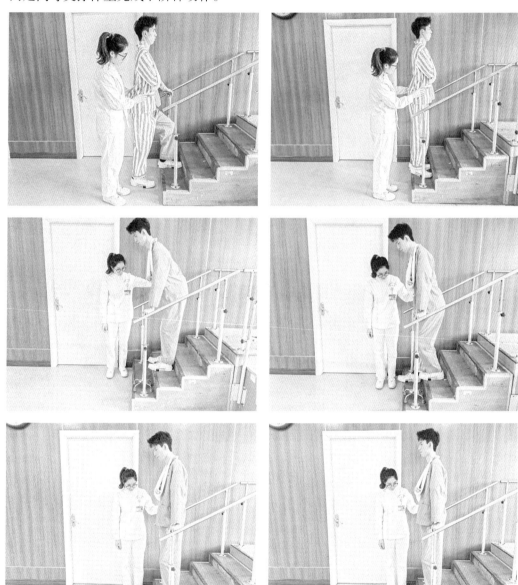

上下阶梯步行训练

（2）跨越步行训练。①跨沟。患者双足站立在沟的一侧，健手握手杖先放到沟的对侧，用手杖和健足支撑体重，将患足先跨过沟；然后用手杖和患足支撑体重，将健足跨过沟后双足同等支撑体重完成跨沟动作。即应用手杖→患足→健足方式。注意患者在开始跨沟时，应使沟的间隙窄一点，以后逐渐扩大到 30 cm 左右练习。②跨门栏。与跨沟一样，双足应尽量靠近门栏，按手杖→患足→健足的顺序进行。对于使用手杖→

健足→患足顺序的患者，患足常常被门栏挂住易摔倒，故危险性较大。而应用手杖→患足→健足顺序者，即便患足不能跨过门栏也可原地不动，因而安全性较好。对于患腿髋、膝不能屈曲的患者，患足可按画圆圈步行，向外回旋后再跨越。最初跨越时门栏高度以 5 cm 为宜，以后可升至 10 cm 高。

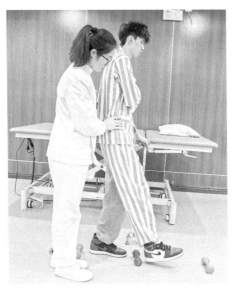

跨越步行训练

2. 利用扶手上下楼梯训练

（1）上楼梯训练。①健足上第一个台阶。患者站在台阶下，首先用健手握楼梯扶手，将重心转移到患腿上，然后用健足上第一个台阶。注意健腿向前迈时，治疗者应帮助患膝向前方稍移动。②患足上第一个台阶。患者把重心前移至健腿上，同时将患足带到第一台阶上。为了避免患腿开始迈步时出现伸肌痉挛，治疗者可把手放在患者小腿前面帮助患腿屈髋屈膝后上抬，同时应注意防止患者用力向上提骨盆。

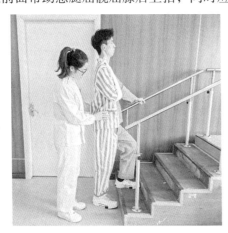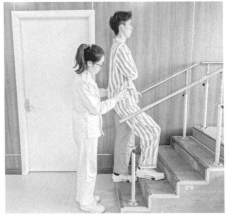

上楼梯训练

（2）下楼梯训练。患者下楼梯比上楼梯困难，开始时应用健手扶住楼梯扶手维持平衡。具体是患者站在步行梯内，双足支撑体重，先用健手握住身体前约一步的扶手；然后用健侧手、足支撑体重，患足向下迈一个台阶；最后用健手和患下肢支撑体重，健足向下移动一个台阶，完成下楼梯的一个步行周期。开始时治疗者要注意保护并矫正姿势。

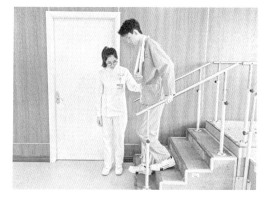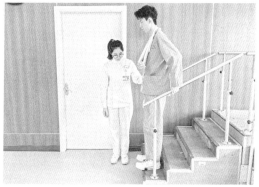

下楼梯训练

第八节　偏瘫常见后遗症运动疗法

一、运动处方、治疗原则及禁忌证

（一）运动处方

1. 运动的种类和方法

患者的运动疗法应选择与治疗目标一致、具有明显效果的种类和方法。宜选择一种主要方法，同时配合其他方法训练，这样既可以丰富治疗内容又可提高治疗效果，患者也不会感到单调和枯燥。如在偏瘫后期治疗时，可先进行保健按摩、关节活动度训练，然后进行器械练习，最后以放松练习或游戏结束。还可在中间穿插一定量的肌力训练等，以增强治疗效果。

2. 运动强度、时间和频度

患者的运动量是由运动强度、时间和频度组成，这三者相互调节。例如运动强度过大但如果缩短运动时间、减少频度，则患者总的运动量并不是很大。因此，三者应相互协调，均衡地进行。

（1）运动强度。运动强度的大小对保证患者安全和训练的有效性非常重要。①确定运动强度。可用简单而准确的靶心率方法来计算。即把通过运动试验后得到患者最高心率的 70% 作为每次运动中应达到的心率即靶心率，作为患者一个较为合理的运动强度。例如患者通过运动试验，获得其最高心率为每分钟 180 次，那么他的靶心率为每分钟 126 次，患者每次训练的强度以达到此心率时效果最好。此外还有许多测量运动强度的方法，在此就不一一介绍。②中止运动的标准。当患者运动时出现下列情形之一应中止运动（此刻的心率为患者最高安全心率）。患者明显出现心绞痛、发绀、气短、步态不稳、面色苍白、冷汗、头晕及肢体疼痛等；心电图上出现心肌缺血或心律失常表现。患者在运动中收缩压比前一阶段下降大于 10 mmHg 或急剧上升超过 250 ～ 280 mmHg，舒张压升高超过 130 mmHg 等。

如果患者在较低的运动强度下进行训练，势必带来较低的效果。这时可通过增加运动的时间和频度来加强效果。

（2）持续时间。患者在运动中持续时间在很大程度上取决于运动强度，如果强度越低，时间就应延长，这样才能产生相同的效果。一般患者的运动时间应持续到出汗、轻度疲劳感和气短为止，运动 30 分钟肯定能达到明显的效果。据统计，当一次持续运动时间超过 30 分钟时，不但心脏可能出现异常反应，而且患者创伤的发生率也明显增加。因此在运动治疗中，运动的持续时间一般定为 15 ～ 30 分钟。如果患者年龄偏低且体质较好，宜选择强度较大，持续时间较短的方案。老年及体质较差者，宜选用强度较小，持续时间较长的方案。

（3）运动频度。即每周或每天运动的次数。偏瘫患者除了每天进行 1 ～ 2 次的正规训练外，还要增加自我锻炼的次数。如每小时进行 5 ～ 10 分钟主要的关节或肌力训练就可使疗效明显提高。

3. 一次运动治疗的安排

当患者决定运动强度后，如何进行一次运动治疗的设计就很重要。一次运动通常分三部分进行，即准备部分、训练部分和结束部分。根据患者的病情，这三部分运动治疗时间是不相同的。在早期阶段，准备部分时间要长些，大约是 10 ～ 15 分钟或更长，训练部分 20 ～ 25 分钟，结束部分 5 ～ 10 分钟。在中期和后期阶段，准备部分时间在 10 分钟左右，训练部分控制在 30 分钟以内，结束部分 5 ～ 10 分钟。

（1）准备部分。主要是使机体逐渐适应运动强度较大的训练，以免因内脏器官和骨关节及肌肉功能不适应而导致意外。一般可采用活动强度小的如按摩、散步及保健操等运动，使身体逐渐"暖和"起来，心肺等脏器功能逐步提高，骨关节周围的韧带、肌肉的弹性和血液循环逐步达到运动治疗中的要求。

（2）训练部分。这是运动治疗的主要部分。在此部分要求完成一次运动治疗所达到的目标，此部分又可分为持续训练法和间断训练法两种。①持续训练法是指在达到一定训练强度后，持续该强度训练直至维持 15 分钟左右。②间断训练法即大强度和小强度运动交替进行，但达到靶心率的大强度运动时间一般不少于 15 分钟。

（3）结束部分。即当患者训练部分结束后，应使心肺和肢体活动逐渐"冷却"下来，而不要突然停止肢体活动，以免引起"重力性休克"而晕厥。通常在这一段时间内可做散步、自我按摩等运动。

4. 运动中的注意事项

（1）逐步适应强度。决定运动强度后，患者要逐步适应，并不一定一次就达到，但也不能拖延过长的时间，一般要在 3 ～ 5 天内达到预定的运动强度。对无条件进行运动试验以确定靶心率及运动强度者，一次运动后的心率以不超过 120 ～ 130 次 / 分为宜。

（2）注意休息。在运动过程中出现其他疾病如感冒、胃肠炎等，就应暂停运动治疗并及时和医生联系，不要带病坚持运动。

（3）训练后勿立即洗浴。运动后切勿立即进行热水浴或桑拿浴，以免使血压突然下降而诱发心律失常等，进行淋浴应待汗出基本停止后（一般在 20 分钟后），且水温不宜过高。

（4）强度要适合。运动后不宜有疲劳感，否则意味着运动强度过大。如果清晨脉搏数基本恢复至平日水平且略有减慢趋势，则认为运动强度适合，否则提示运动强度不适合。

（5）定期评定及检查。为观察有无出现训练效应或不良改变应定期评定及检查。患者的运动强度确定后，由于训练效应的产生，安静时心率变慢，此时需要做更大的训练才能达到预期的靶心率。

（6）避免超强训练。患者要避免每次"全力以赴"的运动。有的患者通过一段时间的训练后，为检验自己已"增强"的体力，会盲目地进行大幅度运动训练，此时常可因过分疲劳而产生行走不便或因气短而说话困难等，这些均对患者产生不利的影响。

（7）衣着要合适。不要穿过紧、过小的衣服，以免影响运动和血液循环。

（二）治疗原则

（1）训练目的明确。患者进行运动疗法时目的要明确，应重点突出关节功能训练，对重要关节应增加活动范围，以增强肌力训练为主要内容。

（2）循序渐进。应根据病情选用不同的运动疗法，遵循循序渐进的原则。运动强度应由小到大，运动时间由短到长，动作内容由简到繁，使身体逐步适应，并在不断适应的过程中得到功能的提高。任何突然加大运动量的情况，都可能进一步损害机体的功能而加重病情。

（3）突出重点兼顾全身。在整个运动治疗过程中，要避免集中在某一个部位的过多活动，以免产生疲劳（偏瘫患者往往很容易产生疲劳）。因此运动疗法既要突出重点，又要与全身活动相结合。

（4）保持良好情绪。在运动治疗中要使患者保持良好的情绪，如增加多种竞赛内容来活跃运动中的气氛，增强治疗效果。

（5）坚持长期训练。患者除非有运动疗法禁忌证，否则必须坚持长期运动治疗，并尽量与日常生活相结合。偏瘫患者的运动治疗往往需要坚持数月数年，才能使治疗效果逐步积累，从而达到生活自理的目的。

（6）定期评定总结。在运动治疗过程中要密切观察患者有无不良反应，是否达到治疗要求，对不能达到要求的要查明原因。对患者瘫肢的功能要定期评定，观察功能有无改善，对改善不明显者应当查出原因并改进运动方法，做好各种记录，定期总结。

（7）训练前讲解。在治疗前要把运动的训练内容向患者讲清楚，使其主动配合。对需要应用器械的运动，要说明操作要点和注意事项，以免使用不正确甚至造成损伤。因此在进行训练时，治疗者既要讲清要点，又要面对面地给患者做出正确的示范动作。

（8）训练中指导。治疗者在指导患者运动过程中，态度要亲切和善，声音洪亮清晰，语调坚决肯定。即使对动作不符合治疗要求的患者，也要多给予鼓励和具体指导，千万不要批评指责。

（三）禁忌证

（1）脑栓塞的急性期和脑出血的亚急性期患者。

（2）有明确急性炎症存在的患者，例如发热超过 38 ℃、白细胞增高等。

（3）全身状况差，身体各脏器功能严重失调的患者。

（4）有休克、神志不清或明显不配合的患者。

（5）在运动过程中，可能会发生严重并发症的患者。

（6）有大出血倾向的患者。

（7）运动部位损伤后未痊愈的患者，如骨折后的复位固定，进行运动有可能进一步错位或损伤。

（8）癌症有明显转移倾向的患者。

（9）剧烈疼痛，运动后加重的患者。

二、关节活动受限的运动疗法

主要的运动疗法包括手法矫正、利用器具的机械矫正、利用患者自身体重、肢体位置和强制运动等训练方法。以剥离患侧肢体新近的周围组织粘连，伸长短缩和痉挛的肌肉、筋膜、肌腱及韧带等，从而增加患者关节的灵活性。

（一）运动疗法的方式

1. 自我被动运动训练

（1）依靠健侧肢体的运动。即患者用健侧肢体牵拉患侧肢体进行的运动。例如：①利用健上肢。患者仰卧，健手握患手腕，牵拉患上肢上举后再慢慢放下。②利用健下肢。患者仰卧，健腿伸到患侧腿下，向上抬患腿至最高处后再轻轻放下。以上运动应反复进行。

（2）利用滑车进行的运动。①利用滑车（即滑轮及绳子）主要是进行以上肢、特别是以肩关节上举为主的运动。现以此为例说明：让患者端坐在靠背椅上，滑车可安放在患者的正前方、侧方或后方，但以斜前方为最好。患者双手分别握住滑车两端的绳子（患手握不住时，可系在手腕处），先用健手用力向下拉绳子而使患上肢上举，然后再轻轻放下患上肢。要注意患者的肩胛面应始终向上或向下运动，且患上肢举至80°后要缓慢进行。如不考虑肩关节解剖结构而盲目进行上举时，会引起肩部疼痛或诱发冻结肩及肩手综合征等。如果患者有肩关节挛缩时，可先用固定带固定后，再利用滑车做运动。②利用滑车也可进行膝关节伸展屈曲运动。方法是患者俯卧位，腰部和大腿均用固定带固定在床上，双足分别系于通过滑车的绳子上。当患者健足向下拉时（健膝伸展），患小腿抬起（患膝屈曲）。如此反复运动。

（3）利用球棒进行的运动。利用球棒进行肩关节运动时，患者首先用双手握住门球棒的两端，然后利用健手的力量，使棒通过胸前向患侧方上举，患上肢被动上举而使肩关节得到活动。

（4）利用肩梯进行的运动。以活动肩关节为例。患者站在肩梯下，先用患手指扶住肩梯并用其作支撑，然后患手指逐级向上移动，使肩关节得到活动。

2. 被动伸展训练

此方法主要适用于患侧关节周围软组织痉挛萎缩的训练，是利用治疗者或患者自身健肢及器具的力量进行伸展矫正的方法，能使关节周围挛缩的肌肉松弛。以伸展肘关节为例说明。

（1）利用治疗者的手法矫正。患者仰卧位，治疗者双手握住患者挛缩的关节两端，缓慢向下按压而使肘关节伸展。

（2）利用重锤矫正。患者仰卧位，先用布带固定患上臂于床上，患手腕处系上通过滑车的重锤，向下牵拉手腕使肘关节伸展。

3.半主动伸展训练

此方法主要是利用患者自身的力量或借助治疗者及器具的力量进行矫正。它可使患者肌肉发生主动收缩，而引起关节活动。以伸展膝关节为例说明。

（1）以患者自身运动为主。患者俯卧位，在患足上安装一哑铃（注意不要过重），借助哑铃的力量，患者主动向下伸展小腿以伸展膝关节。

（2）以治疗者的矫正力为主。患者俯卧位，患膝关节因屈曲挛缩而小腿上抬，此时治疗者握住患踝部，向下缓慢用力按压，使膝关节得到伸展。

当患者肌力进一步增强后，可自行伸展膝关节，也可平坐位，患者用自己的健手来按压膝关节使其伸展。

4.随意主动伸展训练

在主动伸展法或半主动伸展法的基础上，患者不依靠任何辅助力，肢体随意进行收缩而增大关节活动范围的方法。

5.抗阻力主动伸展训练

（1）抗短缩肌的方法。如果患者患侧的短缩肌和拮抗肌之间有明显不平衡时，可用抗阻力的方法来增强拮抗肌的肌力，从而达到伸展短缩肌的目的，使挛缩的关节伸展。

（2）利用强弛缓相的方法。此方法是在短缩肌上施加一定的阻力使其发生强烈收缩，然后突然放松释放阻力，此时短缩肌发生被动伸长。因为肌肉强收缩后将为强松弛相所代替。这种收缩是等长性收缩，伸展效果较好。以患肘关节伸展受限为例说明：患者仰卧，患上肢平放在床上，手掌向上。治疗者首先用双手抚摩患肘关节上方的短缩肌使其发生强烈的等长性收缩，然后突然停止抚摩，此时短缩肌突然发生松弛，这时治疗者用肘部向下按压患手，使其肘关节伸直，这种主动的抗阻力伸展法，对脑卒中引起的痉挛性挛缩和强直有效，可使疼痛降到最低程度。为了较好地掌握所加阻力，最好由治疗者和患者配合进行练习，因单凭利用器具和患者自身的力量很难精确调节。

（二）应用作用力的运动疗法

应根据患者患侧关节挛缩的程度、伸展的难易、患者体力和挛缩部位及所用器具的类型来决定应用哪种运动方法。原则上首先选择患者自身的力量，如有困难时可利用器具或借助治疗者的力量来进行训练。

1. 利用自身力量的方法训练

常用的方法有利用患者自身体重伸展法和利用体位伸展法。

（1）利用自身体重伸展法。①当患者为肘关节屈曲位挛缩时，可让患者双足站在肋木最下层，双手握住与肩同高的肋木，患者将身体向后挺，从而伸展肘关节。②当患者为肩关节上举受限时。可站在肋木前，双手上举抓住肋木，用力使身体悬空。也可让患者双足离肋木 1 m 远站立后，弯腰使躯干前屈约 80°，双手向前抓住肋木，从而使肩关节上举并伸展。当患者为膝关节伸直位挛缩时，可双手握住平肩高的肋木站立后，患膝向前靠在肋木上，健侧腿向后伸，这样利用身体向前倾的力量使患膝屈曲。③当患者为髋、膝关节伸直位挛缩时，可双手握平行杠站立，利用自身体重做蹲下站起动作，从而使双膝双髋屈曲伸展。还可双膝、双足背、双手着地呈跪位，使身体前后移动，从而利用体重使膝关节屈曲。④当患足发生下垂足时，患者可站在踝关节矫正板上，利用自身的体重使患足进行背屈而矫正。

（2）利用体位伸展法。以伸展髋关节为例说明：①利用患下肢。患者仰卧于床的下方（双腿在床外），首先健髋健膝屈曲，双手十指交叉后抱膝并用力使健侧屈髋屈膝以固定骨盆；然后患下肢伸直使患足跟着地，从而利用患下肢自身的重力伸展患髋关节。②利用患下肢及重锤。患者同样体位，首先利用吊带牵拉健下肢尽力屈髋以固定骨盆；然后再在伸直的患大腿上挂上重锤，利用重锤和患下肢自身重力来伸展患髋关节。③利用肋木。患者仰卧位，先使患下肢伸直，用足尖钩住肋木固定；然后双手十指交叉后抱健膝，用力使健侧髋关节屈曲；最后自己用力左右转动骨盆使其旋转，从而伸展患髋关节。

2. 利用器具力量的方法训练

利用器具来矫正关节时，它不仅有固定作用，而且像弹簧、橡胶带等器具本身还有伸缩力。

（1）利用重物的重力。即利用沙袋、哑铃和铅哑铃等直接放在患部或利用滑车牵引而改变受力的方向来矫正关节的方法。以伸展患膝关节为例说明：①卧位伸展法。患者仰卧位，在患膝关节处放置沙袋来伸展膝关节。也可取俯卧位，在患足上套上哑铃，利用其重力使膝关节伸展。还可在俯卧位时，利用滑车重锤牵引踝部来伸展患膝关节。或在仰卧位牵引伸展患膝关节，即患者仰卧于治疗床的下方，健膝关节屈曲足着地，患大腿用固定带固定在床上，患小腿置于床外，患踝缠上皮带系上重锤，利用滑车进行牵引来伸展患膝关节。②坐位伸展法。患者椅坐位，用布带固定好患大腿后，在患足部系上 1 个 3 ～ 6 kg 的重锤，用滑车牵引 10 ～ 30 分钟来伸展膝关节。此法适用于患膝关节在 120° 以内的伸直性挛缩。

（2）利用弹簧和橡胶带。此法主要是利用弹簧和橡胶带的收缩力和伸张力来代替滑车重锤进行牵引。如患者为肘关节屈曲挛缩时，可让患者仰卧位，将弹簧或橡胶带的一端系于患手腕处，另一端固定于足前方的地钩上，从而利用它们的弹力使肘关节伸展。

此外，还有绞木棒、石膏等矫正方法。

（三）主要关节的运动训练

应根据脑卒中偏瘫后遗症的严重程度选择应用。此训练主要以偏瘫侧各关节挛缩及运动受限为主。

1. 肩关节挛缩的训练

主要是患肩关节屈曲、外展等活动受限时的训练方法。

（1）肩前方上举受限训练方法。①卧位训练。患者仰卧位，利用滑车重锤牵拉患侧肘部，从而使肩关节向前伸展。②坐位训练。患者椅坐位，滑车安装在患者的前上方。先用双手握住通过滑车的绳子两端，然后健手向下拉，从而使患上肢被动上举。③站位训练。患者双足负重站立后，患手握健身棒做前后摆动运动，这样有利于保持肩关节活动度和柔软性。或患者上半身前屈靠在桌面上，患手握沙袋做前后摆动训练。此运动对轻度肩关节挛缩如"五十肩"有较好疗效。也可双手握球棒向上做平举训练或双手持篮球向上平举来保持肩关节的活动度。还可让患手向前伸，手指触及肩梯逐级向上移动，而使肩关节上举，但与其他训练方法相比较，使肩关节上举效果较差。当患者肩关节前方上举受限进一步好转后，可以经常利用肋木进行矫正训练，如患者站在肋木前，双手握肋木使身体做前屈运动、膝关节伸展屈曲运动以及双手握肋木做悬垂运动等。

（2）肩外展受限训练方法。①卧位训练。患者仰卧位，患上臂用吊带悬吊后，利用滑车重锤牵拉肘部使患上肢向外伸展，此方法对任何角度的肩挛缩都适用。②器具训练。可使用肩关节外展架、螺旋杆等外展肩关节，但矫正范围较小。其他参照肩关节屈曲受限的训练。

（3）肩后伸受限训练方法。①卧位训练。患者健侧卧位或仰卧位，利用滑车重锤牵拉或用重锤直接牵引患上臂使肩向后伸。②站位训练。患者站立位，患肘伸直，患手握健身球用力向后摆动而使肩后伸。也可让患者先用健手扶住桌面，上半身前屈，然后患手握重锤做前后摆动训练。或者患者双手在背后握住球棒向后上伸，而使肩关节后伸。当患者肩关节后伸受限有所好转时，可背靠肋木，上半身向前倾，双手后伸握住肋木，使肩关节后伸。

（4）肩内、外旋受限训练方法。①卧位训练。患者仰卧于治疗床上，利用滑车重锤牵拉患上肢使其内旋或外旋。②站位训练。患者站立位，患手握门球棒，重头向上，利用其回旋力使肩做内、外旋运动。这样有利于保持肩关节的活动度及柔软性。

2. 肘关节挛缩的训练

主要是肘关节屈曲和伸展受限的运动训练。

（1）肘关节屈曲受限训练方法。①卧位训练。患者仰卧于治疗床上，患上臂用绷带固定在床上，利用滑车重锤牵引患手腕，而使肘关节屈曲。或患者俯卧于治疗床上，患前臂伸至床外，重锤系于手腕处，利用重力直接牵引使肘关节屈曲。②站位训练。患者站立位，双手双肘趴在桌面上，利用上半身的体重使患肘关节屈曲。也可让患者离肋木约一步站立，双手扶住肋木，利用上半身的体重压向肋木，从而使肘关节屈曲。注意双足距肋木越远，矫正力就越大。③俯卧撑训练。当患者肌力增强后可做俯卧撑练习，利用体重使肘关节屈曲。此方法简单，矫正力又大，但有骨折或关节炎时禁用此法练习。

（2）肘关节伸展受限训练方法。①卧位训练。患者仰卧位，患上臂固定，利用滑车重锤牵拉手腕处，从而使患肘关节伸展。也可直接在手腕处利用重锤牵引。还可将滑车固定在患者的前上方，双手握住通过滑车的绳子两端，利用健手拉动绳子，从而使患肘关节伸展。此方法矫正力中等，适合于保持关节活动度和防止肌肉挛缩。②站位训练。患者站在肋木前，双手握住肋木，根据肌力及关节活动程度，可分别利用部分体重、一半体重或全部体重来进行悬垂训练，以伸展肘关节。

3. 前臂旋前旋后受限的训练

患者站或坐位，患肘关节屈曲，患手握球棒或铁锤柄，利用它们的旋转力来进行前臂的旋前和旋后动作，并可根据手握棒或柄的位置来调节矫正力的大小。

4. 腕关节挛缩的训练

主要介绍患腕掌屈和背屈受限的训练。

（1）腕背屈受限训练方法。①卧位训练。患者卧位，先将双手十指相互交叉，然后双前臂向前旋并用力向前推腕（也可在坐或站位进行）。此方法可用于腕挛缩的预防和保持腕关节的活动度。②坐位训练。患者坐位，先将患上肢放在桌面上，手掌向上伸出桌面外，患前臂用沙袋或手固定，然后患手握重锤，利用其重力使腕关节背曲。如果患手不能握重锤时，可使用牵引带牵引。此法有中等度矫正力。③站位训练。患者站立位，首先将挛缩的患手掌向下尽量平放在桌面上，健手握在患手腕上固定，然后直起患前臂，从而使腕关节背屈。此方法有很大的矫正力。

（2）腕掌屈受限训练方法。以上方法将手掌反方向进行就变成了腕掌屈，还可以利用腕肘关节诱导器等进行训练，以防止关节挛缩并保持其活动性。

5. 指间关节挛缩的训练

指间关节挛缩主要用手法矫正。

（1）拇指训练方法。伸展患侧手指后，拇指分别做对掌、外展和内收等动作，以训练拇指的运动功能。

（2）四指训练方法。用健手分别对各手指逐个进行屈曲和伸展训练。

6. 髋关节挛缩的训练

（1）髋关节屈曲受限训练方法。①卧位训练。患者仰卧位，患下肢利用滑车重锤向上牵拉起患大腿的下端，从而使髋关节屈曲。此方法可调节矫正力的大小，适合于任何角度的髋关节挛缩。或患者仰卧位，双足系于通过滑车绳子的两端，利用健腿的力量上拉患下肢而使髋关节屈曲。此方法适合于髋关节活动性的维持和挛缩的预防。患者也可仰卧位，用手拉系于患膝通过滑车的绳子抬高患下肢，而使髋和膝屈曲，放松拉绳就可通过下肢本身的重量来伸展髋和膝关节。②站位训练。患者面对肋木站立后，双手抓住肋木做下蹲动作，从而使髋、膝关节屈曲（根据下蹲的程度可调节矫正力的大小）。此方法适合于60°以上的挛缩。如果在温水中进行效果会更好。③跪位训练。患者双膝双手着地（跪位），从髋关节90°位开始利用体重进行矫正，并可通过双手的前后移动来调节矫正力的大小，从而使髋关节屈曲。

（2）髋关节伸展受限训练方法。①卧位训练。患者俯卧在治疗床上，利用滑车重锤向上牵引患下肢。或仰卧在治疗床边，利用滑车重锤向下牵引患下肢，而使髋关节伸展。患者俯卧于治疗床上，双膝分别系上通过滑车的绳子，利用健腿向下拉的力量，而使患髋关节伸展。也可患者俯卧位，双手撑床，双上肢用力伸直抬起上半身，从而使患髋关节伸展。如患者有脊柱背伸时，矫正力就较小。②爬位训练。当患者髋伸展好转后，用双手及健足尖着地，患大腿尽量伸直后着地。训练时双上肢伸直挺身，健下肢尽量屈曲，利用身体的压力使患髋关节伸展。

（3）髋关节内收外展受限训练方法。均为卧位训练。①患者仰卧位，先将患下肢用吊带悬空，健下肢用沙袋压迫固定，骨盆用宽布带固定在床上，然后利用滑车重锤向内或向外牵拉患下肢，使其进行内收或外展。也可用健手牵拉滑车进行内收或外展运动。②患者仰卧位，双下肢通过滑车同时进行外展牵引。此法不但可使髋关节外展，还可防止骨盆倾斜及脊柱侧弯。③患者仰卧位，双腿伸直，中间挟软枕或沙袋，而逐渐使髋关节外展。此法常用于手法矫正后的维持。

（4）髋关节内旋外旋受限训练方法。①卧位训练。患者仰卧在床的下端，健膝屈曲 90°，患腿在床外利用滑车进行向内或向外牵引，从而使髋关节内旋或外旋。②坐位训练。患者盘腿坐位，尽量使双足对掌，双手放在双膝部用力下压而使髋关节外旋。此法可伸展髋部内收肌，主要用于髋关节轻度挛缩。

7. 膝关节挛缩的运动训练

主要介绍膝关节屈曲和伸展受限的训练方法。

（1）膝关节屈曲受限训练方法。①卧位训练。患者俯卧位，利用滑车重锤向上牵拉患踝而使膝关节屈曲。如膝关节挛缩屈曲大于 135° 时，因牵拉绳的角度受限而不能应用。也可患者俯卧位，双大腿用固定带固定在床上。先将双踝系上通过滑车的绳子，然后伸展健膝而向上牵拉患膝使其屈曲。②坐位训练。患者坐在床沿，双足着地，患足系于滑车重锤向后牵引使膝关节屈曲。③站位训练。患者双手扶肋木站立，健腿向后迈一小步并后蹬，利用自身体重逐渐使患膝屈曲。也可双足并排站立，双手握肋木做下蹲动作。④跪位训练。患者双手、双膝着地呈跪位，利用自身体重的力量使患膝屈曲。

（2）膝关节伸展受限训练方法。①卧位训练。患者俯卧位，患踝利用滑车重锤向下牵拉而使膝关节伸展。或患者仰卧位，把沙袋直接放在屈曲的患膝部，利用重力而使膝关节伸展。此方法主要用于膝关节屈曲大于 120° 的伸展受限。②坐位训练。患者坐在矮的凳子上，健膝伸直，双手向下按压挛缩的患膝关节而使其伸展。此方法主要用于膝关节屈曲大于 120° 的轻度挛缩。患者还可以使用石膏绷带等来伸展膝关节等。

8. 踝关节挛缩的运动训练

这里主要介绍踝关节背屈和跖屈受限及足内翻和足外翻的训练方法。

（1）踝关节背屈受限（如下垂足）训练方法。①卧位训练。患者仰卧位，患大腿固定在床上，患足利用滑车重锤向上牵引而使踝关节背屈。②坐位训练。患者坐位，双腿伸直，双手向上拉系在患足的绳子而使踝关节背屈。此方法主要用于踝关节轻度挛缩的矫正。③站位训练。患者站在距肋木一步远的地方，双手握住对面的肋木，上半身慢慢向前倾，利用自身体重使踝关节背屈。此方法对轻度的踝关节肌肉挛缩矫正效果较好，不适用于有严重足下垂的患者。还可患者站立位，患足跟踩在斜面板上，利用自身体重的力量，使踝关节背屈。此方法主要用于轻度踝挛缩，也可使用踝关节矫正站立板来矫正。

（2）踝关节跖屈受限训练方法。①卧位训练。患者仰卧位，利用滑车重锤牵拉患足使其跖屈。②坐位训练。患者椅坐位，双足跟着地，在患足背放上沙袋，利用重力使踝关节跖屈。或患者椅坐位，双手拉通过滑车系于患足的绳子，而使踝关节跖屈。

（3）踝内、外翻足的矫正方法。患者双足站在一倾斜的板上来矫正内翻或外翻。

或双足在内（外）翻矫正板上做行走训练，来矫正轻度足内、外翻。治疗者要注意保护患者，以防摔倒及踝扭伤等。

9.躯干运动受限的训练

脑卒中偏瘫患者很多都有脊柱变形而造成不良姿势的情况，如脊柱侧弯或驼背等，影响患者的步行及以后的生活能力。如果及时进行矫正，可缓解疼痛及肌肉过度紧张，能使短缩的肌腱韧带伸展。躯干的运动训练可在任何地方进行，如床上、椅子上或工作时采取正确的姿势等，但要避免做过重的劳动。在此简要介绍一些驼背和脊柱侧弯的矫正训练方法。

（1）驼背矫正训练方法。可分为由治疗者实施矫正训练方法，利用患者自身体重伸展训练和利用健康部位进行伸展训练。①由治疗者进行的徒手背伸训练方法。患者盘腿坐位，治疗者在患者背后双手握住患者的双肘，使患者上肢边向上伸展边扩胸，此时治疗者用膝顶住患者后背使其脊柱背伸，并嘱患者在前屈时呼气，背伸时吸气，如此反复运动。或患者坐在凳子上双手抱颈，治疗者将患者驼背的部分贴到自己的胸前，用双手在患者的腋下抓住其双腕后，将腋窝稍稍向上抬起，与此同时用胸骨挤压患者的背部，以矫正驼背。也可让患者坐在床上，在其前方放一小凳。治疗者首先一足踩在小凳上使膝关节大约呈直角，然后将患者的头部和双手放在自己的大腿上，用一手固定住患者的双手，另一手向下按压凸出的脊柱。但要注意向下压时用力要均匀，不可用暴力。还可让患者椅坐位，治疗者站在患者前面，先用双手抱住患者的后背部，患者把双肘放在治疗者的胸前，然后治疗者双手用力缓慢向前牵拉患者脊背使其伸展。或者让患者椅坐位，治疗者站在患者前面，先用双手抱住患者后肩部，患者双臂抱住治疗者的双臂，然后治疗者双臂向上向前缓慢牵拉患者脊背使其伸展。还有让患者俯卧位，头稍抬起，双肘着床，双手托颌，治疗者双手按在患者的脊背部向下缓慢按压来纠正驼背。以上的每项运动根据患者情况每日进行 2～8 次。②利用患者体重伸展训练方法。患者背向肋木站立，先将脊柱的凸部放上软垫靠在肋木上，然后双手握肋木悬垂，两下肢缓慢交替进行屈曲伸展运动 6～8 次，从而伸展背部。如患者患上肢肌力较弱时，中间可休息数次。③利用健康部位伸展训练方法。患者背向肋木，两足并立站在肋木前半步距离，臀部靠近肋木，两肘稍弯曲后上举抓住肋木轻轻用力伸展脊背。此方法适用于上肢瘫痪程度较轻者。患者背向肋木站立，双手向上伸抓住肋木做扩胸运动，同时伸直双下肢使臀部离开肋木向前倾，稍停一会后复原，反复 3～5 次。或患者背对墙壁站立，先在背部和墙壁之间夹一个皮球，然后双上肢做扩胸运动，以脊柱凸出部来承受施加的压力而矫正驼背。也可让患者站，从天花板上用绳子吊一个皮球，调整其高度，使患者伸直脊柱时头刚刚能够碰到球，反复练习以伸展脊柱。

患者站立位，先在其头上垫用毛巾做成的圆垫，在上面放沙袋或医疗球，然后嘱患者走步并保持不让球掉下来，以维持正确姿势。或在镜子前保持正确姿势，做步行练习。

（2）脊柱侧弯矫正训练方法。患者脊柱侧弯的矫正方法很多，下面仅就轻型的脊柱侧弯矫正训练方法作一简要介绍。①侧卧位悬垂矫正法。患者脊柱凸侧向上侧卧，在上方系一吊环或横梁。患者用一手握住吊环，另一手托床支撑身体，双腿伸直，进行侧卧位悬垂，并嘱其努力使脊柱弯曲下部向上抬。如肌力较强，应两腿分开，一条腿上抬，这样对矫正脊柱侧弯效果更好。②肋木悬垂矫正法。患者面对肋木，双手向上抓住肋木使身体悬垂并尽量放松肩部，利用自身体重来矫正脊柱侧弯。也可在悬垂时，双腿先向左右分开，然后再合拢，反复进行。或患者在肋木上悬垂时，双腿并立后身体向左右侧摆动来矫正侧弯。注意向凸侧摆动时要用力并加快速度，向凹侧摆动时应轻缓地进行。患者在肋木上悬垂时，还可两腿轮流上抬使骨盆交替上举。此法主要用于矫正腰椎部的侧弯。③上举竹竿矫正法。患者站立位，先用双手平行握一竹竿，然后双肘伸直，举至头上。以后根据脊柱能伸直的程度，可在脊柱凹侧一端的竹竿上加上重锤后，再进行上举训练，从而伸展脊柱。④脊柱侧弯矫正主动运动。患者站立位，先将脊柱凸侧的腿向侧方伸出，同侧上肢屈肘后将手放到凸侧的腰肋部；凹侧上肢高举，下肢稍屈膝，然后患者一边用手压凸侧的腰肋部，一边使上半身向凸侧方屈曲。

三、肌力增强的运动训练

根据患者偏瘫侧肢体的肌力，有针对性地进行肌肉的辅助运动、主动运动和抗阻力主动运动等训练。

（一）肌肉功能再训练

在脑卒中急性期，患侧肌肉完全不能收缩（肌力为 0 级），或肌肉刚刚出现收缩而关节未见活动（肌力 Ⅰ 级）时，就要进行肌肉功能训练，即最初的肌力增强训练。

1. 运动方法

首先治疗者用手触摸要训练的患侧肌肉（如肩三角肌等），并告诉患者从现在起要做肌肉运动，以使患者把注意力集中到将要运动的部位和肌肉。然后把该肌肉收缩时产生的动作，由治疗者慢慢地进行被动活动，让患者体会到肌肉运动的感觉。无论肌肉有无收缩能力，患者都要努力用力，并且治疗者用声音给予刺激。因此期患肢肌力为 0 级或肌肉微微能动，但关节是不会动的，因此由治疗者进行患肢的被动活动，让患者专心努力实现该动作。治疗者帮助患者做 2 次被动运动，1 次代行运动（患者头脑中用力）为 1 节，一般做 4 ～ 6 节。在患侧实行这种方法之前，治疗者可先在健侧做，让患者体会肌肉收缩和关节运动的初感觉。

2.注意事项

患者在开始运动时要采取一个使患侧肌肉容易收缩或伸展的体位，从而使关节的活动度达到最大限度。但是运动时患者如果有疼痛，应尽量在不引起疼痛的范围内活动，以免使患者因疼痛而产生恐惧感。做运动时治疗者要用手固定好患肢关节的近端，使瘫痪的肌肉尽量收缩，以诱发周围的肌群进行收缩。根据患者的运动情况可做 15 节，每节中间休息 1～3 分钟，每天做 2 遍。如患肢开始出现肌肉收缩时，应尽量多做这种运动，可能的话每天做 3 遍，以保持运动的记忆。当患肢的肌肉开始有了一些收缩力，即使不能达到正常关节的活动度，也要尽快地让患者在辅助下进行主动运动。

（二）辅助主动运动训练

当患肢肌力恢复到Ⅱ级（即除去肢体自身的重量，关节能够活动）时，就可开始在治疗者协助下进行主动运动训练。从患者肌力低下患肢需要辅助，到能克服轻微阻力的全关节活动，治疗者应根据患者肌力恢复情况，设法减轻肢体自身重量所造成的阻力进行运动，并不断改变协助的方法。

1.徒手辅助主动运动训练

患者从被动运动到辅助运动，再从辅助运动到主动运动，随着患侧肌力的逐渐增强，徒手辅助的方法也要相应改变。此运动不需要器材，不受条件的限制。

（1）运动方法。①水平面上运动。患者健侧卧在治疗床上，治疗者一手把肌肉运动的起点处固定起来（可用带子或沙袋等固定），另一手作为支撑手托起要活动的肢体部分，嘱患者在水平面上做全关节范围的活动。如果患者的肌力低下而不能达到活动范围时可用支撑手给予协助运动。②垂直面上运动。当患者肌力稍增强后可进行在垂直面上的运动。如训练大腿的股内、外侧肌时，患者可取椅坐位或仰卧位（双膝以下在床外），先嘱其主动伸展患膝关节，当患者不能再伸展时，治疗者用最低的力量给予协助使其伸展。如此反复运动，从而增强大腿股内、外侧肌肌力。

（2）注意事项。①治疗者所给予患者的协助力要降到最低限度，患者的主动运动稍有恢复就要减去协助力量或给予极轻的助力。②假如不给患者徒手协助主动运动，以后就很难做精细的动作。③每一节运动都要做到全关节范围的活动。可规定几节运动为 1 套，每天做 1～2 套。

2.用悬吊协助主动运动训练

用悬吊绳先将患者运动部位吊起，以减轻自身重心，然后在水平面上做运动。

（1）运动方法。①悬吊一端肢体。患者健侧卧位，在所要运动患肢的上方置一挂钩，挂钩上的吊带拴在肢体的远端部位，近端用皮带固定，也可由治疗者用手扶持固定，嘱患者在水平方向上用力做运动。②悬吊两端肢体。患者体位同前，先将运动关节的近端和远端肢体都悬吊起来，然后嘱患者用力做水平方向的运动。为防止运动时关节摇晃，治疗者可用双手把持住关节近端，略加固定后再运动。由于重力的作用，运动时肢体可能稍有摆动，因此每一个动作从开始到结束时，中间要停顿 1～2 秒。

（2）运动次数。①当患者患肢肌力在Ⅱ级或Ⅰ级稍低时，每天应运动 10～20 次。②当肌力在Ⅰ级稍强时，不加任何辅助力每天做 20 次。

3. 滑面上辅助主动运动训练

在光滑的板面上，撒上滑石粉来减少阻力，患肢在上面做滑动运动。以膝关节运动为例说明。

（1）不加阻力时。患者健侧卧位，先在两腿之间放一光滑的板子，板子下垫上枕头使其呈水平位，然后嘱患者患下肢在板上进行滑动运动。

（2）加倾斜阻力时。随着患者肌力的恢复，可进行倾斜面上的运动。具体方法：患者体位同前，先让光板稍微倾斜，使患下肢向倾斜面上运动，以后逐渐增加倾斜角度做向上运动。

4. 用滑车重锤协助主动运动训练

以上介绍的方法主要是在水平面上进行的运动。如果患肢利用滑车重锤减轻自身的重量，就可在垂直面上运动。但这种方法仅适用于肢体较重部位，如髋、膝关节等，而手、指、肘、踝等关节一般不用此法运动。如患侧肢体的肌力没有恢复到可以拉动重锤时，就不能用此法。此外还可以用弹簧代替滑车重锤做运动。一般患者在垂直面的运动量以每日 20 次为宜，以后根据患肢肌力恢复程度可适当增加运动次数。

5. 水中运动疗法训练

利用水对肢体的浮力或加上漂浮物来减轻肢体重量而进行的辅助主动运动，通常是在温水槽或水池里进行。因兼具有温热疗法的作用，所以特别适合于髋、肩关节及躯干伴有疼痛的患者。

（1）运动方法。运动的速度和方向不同，起到的作用也不一样。水既能起支持作用，也能起阻力作用。①支持作用。当患肢在水面上进行缓慢运动时，由于浮力而起辅助支持作用。②阻力作用。当患肢做快速运动或向水底方向运动时，就会因流体阻力及浮力而产生抗阻力主动运动的效果。如果再在肢体上拴上漂浮物，则可进一步增加运动的阻力。

（2）运动特点及次数。①运动特点。利用漂浮物或水中运动阻力板，帮助不同程度肌力的患者做增强肌力训练。②运动次数。最初应缓慢做主动运动，运动量以每日

10次为宜，以后根据肌力情况可增加运动次数。

（三）主动运动训练

当患肢肌力恢复到Ⅲ级（即患肢虽然不能对抗外加阻力，但能克服肢体自身重量而上抬）时，就应该开始让患者自己做主动运动。对于患者手、足等远端小关节，在运动时肢体自身重量很小，可看作无阻力主动运动。而近端的肩、髋、膝、肘等大关节，肢体自身的重量就构成一种阻力，所以它的运动是属于抗阻力主动运动。在此仅简要介绍患肢在垂直面上的抗自身重力的主动运动方法，即患者取坐位或仰卧位，先慢慢主动上抬患侧上肢或下肢，在伸直位停留1～2秒后再慢慢放下患侧肢体。运动量以10次为1节，一般每日做3～4节。

（四）抗阻力主动运动训练

这种运动训练适合于患侧肢体肌力已达到Ⅳ级（即患肢能克服外加阻力而进行活动）或Ⅴ级（即正常肌力）的患者。运动方法与辅助主动运动相似，也可利用徒手、滑车和重锤弹簧、摩擦力等作阻力，使患肢进行主动运动训练。

1. 徒手抗阻力主动运动训练

徒手抗阻力主动运动训练，下面以伸展患膝关节为例说明。

（1）运动方法。患者仰卧在床的下方，双膝屈曲90°，双足着地，治疗者站在患侧旁，先用一手扶住患膝上部固定。①用不同力量作阻力。当患下肢肌力在Ⅳ级稍弱时，治疗者用另一手指放在患小腿中部向下轻压。患肢肌力达到Ⅳ级后，用一手掌轻压患小腿。略超过Ⅳ级时用手掌稍用力下压。当肌力接近Ⅴ级时，治疗者把肘伸直用自己的体重作为阻力下压。同时嘱患者主动用力上抬患下肢。②在不同位置作阻力。当患者患下肢肌力小于Ⅳ级时，治疗者在患小腿的上1/3处加压。达到Ⅳ级时，在患小腿下1/3处加压。肌力超过Ⅳ级时，可在其踝关节处加压。同时嘱患者上抬患下肢。

（2）注意事项。①治疗者所加阻力的方向与患者肢体运动的方向相反，但加阻力不可过急，宜缓慢，从而使运动中的肌肉收缩时间延长。一次动作一般2～3秒完成。②患肢的运动量，一般在最初轻微阻力下主动运动10次，然后加大阻力，使肌肉全力收缩10次，把20次算作1遍，每天做1遍即可。③对伴有骨折的患者，治疗者要特别注意加阻力和固定的部位，所加阻力不可过大，以免再次发生骨折。

2. 用重物做抗阻力主动运动训练

患者可直接用手拿重物或把重的东西系在身体某部位进行训练。所用的器具有铁哑铃、铅带、肩挂重带等。

（1）运动方法。①上肢训练。患者站位或坐位，患手握哑铃等，患肘关节进行屈曲和伸展运动，以增强患上肢的肌力。②下肢训练。患者坐在凳子上，先抬起患下肢伸展膝关节，然后利用负重鞋将哑铃、铅带等放在患足上，以增强患下肢的肌力。③上下肢及躯干训练。患者站立位，双手持杠铃进行蹲下起立动作，也可将重物挂在腰部，双手扶栏杆进行蹲下起立动作，以锻炼患者上下肢及躯干的肌力。

（2）注意事项。①所用重物要适中，不要过重或过轻。②治疗者或家属要在旁边保护，以免发生意外。③根据肌力增强情况，适当增加重量或延长运动时间。

3. 用重锤滑车做抗阻力主动运动训练

此法用重锤作阻力，以滑车改变阻力方向进行主动运动训练。下面以患膝伸展为例说明。

（1）运动方法。①卧位训练。患者俯卧位，双大腿用布带固定在床上。首先用合适的重锤通过滑车向上悬吊患踝部，然后患者向下用力伸展患膝关节，以增强下肢伸肌的肌力。②坐位训练。患者坐位，用滑车重锤向后牵拉患踝关节后，嘱患者用力伸展膝关节。注意患下肢的肌力应稍大于重锤和肢体自身的重力。③蹲立训练。患者双手放背后蹲下，先在颈部系上通过滑车的重锤，然后起立拉动重锤，以锻炼躯干及患下肢肌力。

（2）注意事项。①牵引力应与被牵引的肢体呈直角（如果不知道什么角度容易发挥最大作用时，就以肢体全关节活动范围的中间位与牵引力呈直角为宜）。②运动速度不宜过快，当肌肉收缩到最大后，可停2～3秒后再慢慢进行。③在坐位做伸膝抗阻力运动时，当患小腿伸直后回到屈曲位时，由于重锤急速下降，会使小腿突然屈曲而受到冲击，因此屈曲时应缓慢或给予扶助。④患者在以上运动中，取俯卧位最省力，侧卧位其次，仰卧位阻力最大。但如肌力恢复到Ⅳ级以上时，就不必考虑体位的影响。⑤一般可连续运动20次（中间可休息2～3分钟）。以后根据肌力情况逐渐加大锤的重量。

4. 用弹簧做抗阻力主动运动训练

此法是利用弹簧的弹力作阻力进行的主动运动，也可用橡皮带或橡皮管代替弹簧，以及与滑车联合使用。以伸展患膝关节为例说明：患者坐在凳子上，先在患踝处系上通过滑车的弹簧作阻力，然后伸展患膝。或俯卧位，患踝系上弹簧作为阻力而伸展患膝。也可患者站在双杠前，一手扶双杠，另一手握弹簧拉开器并套在患足上往下蹬，而伸展膝关节，以增强患下肢的肌力。

5. 利用摩擦阻力做抗阻力主动运动训练

为增加关节活动度和保持耐久力所使用的肩关节运动器、髋关节旋转运动器、踝关节矫正站立板等器具，都可以用来做抗阻力主动运动训练来增强肌力。但是摩擦阻力难以调节控制，不便于用数字表示，不是抗阻力主动运动的主要工具。只有自行车运动器、划船运动练习器和脚踏运动器等对增强全身肌肉的耐久力比较实用，故在此省略。

（五）等长运动训练

当肌肉用全力或接近全力收缩时，肌肉保持一个相对静止的位置，即设定肌肉中有两点，肌肉收缩时两点距离保持不变为等长运动。如用手握任何一个固定的东西，手用力收缩就是等长运动。在这里主要介绍利用墙壁、肋木、床等各种固定不动的条件和物品来做等长运动训练。

1. 利用肋木训练

患者仰卧位，先将患足伸进肋木里，然后往上抬患下肢。此法主要用于腹直肌、大腿股内、外侧肌群训练。

2. 利用弹簧训练

患者俯卧位，患膝用布带固定在床上，踝部向上系一比肌力强的弹簧后，向下用力伸展膝关节。

3. 利用床头训练

患者仰卧位，在靠足的床头上放一足踏板，双足底完全踏在板上，双腿用力向后蹬（为防止身体上移，可双手握住拉绳固定身体）。如患者能活动，就坐在摇椅上或固定好的普通椅子上，伸直患下肢，双足用力蹬床头等固定物品进行训练。

4. 利用墙壁训练

患者背靠墙或肋木屈膝站立，如能超过 6 秒，可用手拿沙袋或杠铃进行负重训练，并保持 6 秒。训练时可在臀部下面放一张矮凳，患者屈膝疲劳时就坐在凳上休息，以防摔倒。

5. 利用绳索训练

患者坐位或卧位，先使要运动的患侧肢体与牵引绳成 90° 角（可在绳中间安上测力计，以测出力量数值），然后患肢用力向牵引绳相反方向做等长运动。

（六）肌力增强运动训练注意事项

1. 方式的选择

应根据患者情况选择适合的运动方法。如患肢肌力恢复程度如何，是急性期还是慢性期，训练的目的是维持原有肌力还是增强肌力；关节活动有无受限、是否疼痛，姿势与体位是否自如及体力强弱等；从肌肉功能再训练逐渐过渡到抗阻力主动运动，患者适合哪种运动方式，使用什么器具，是采用辅助的方法还是加阻力的运动方法等，都要一一考虑，以达到最好的治疗效果。

2. 地点的选择

这也是训练考虑的主要因素之一。肌力增强训练在任何地点都可进行，不一定非进治疗室，如在房间、走廊等都可以持拐杖或坐轮椅进行肌力增强训练。在此简要介绍在床上、轮椅上等的不同运动训练。

（1）床上训练。①辅助主动运动。患者仰卧位，在床上方固定架子，先用双手握住床头固定上半身，然后用布带悬吊双踝和腰部，患者用力使下半身左右摆动而做辅助主动运动。②主动运动。患者健侧卧位，先用健手抱住后枕部，患手放在同侧腿上，然后利用自身力量进行侧卧后再平卧的主动运动。③抗阻力主动运动。患者仰卧位，先在床头上方系一弹簧，然后患手握住弹簧向下做抗阻力主动运动。或患者坐在床上，两肘伸直向下按压而支撑体重做抗阻力主动运动。

（2）轮椅上训练。①主动运动。患者坐在轮椅上，双手抓住轮椅扶手向下用力支撑身体，做站立、坐下动作。②抗阻力主动运动。患者坐在轮椅上用双手握住其前的推车运动器，上下用力做抗阻力主动运动。

（3）平行杠内训练。①主动运动。患者在平行杠内站立后，双手握住平行杠用力做支撑运动。②抗阻力主动运动。先在平行杠的一端安上滑车及重锤，系于站在平行杠内患者的腰部，然后两手向后推、躯干前挺做抗阻力主动运动。

（4）垫上训练。患者坐在垫上，双手扶两个半截拐杖进行支撑运动训练。

（5）拐杖训练。患者双手握双拐站立后，使拐杖后撑、躯干前挺做抗阻力主动运动。

3. 阻力的调整

患者肌力增强训练的要点是加减阻力是否恰当。不仅仅是重量的增减，患者的姿势、肢体的位置也要合适。下面以肢体在不同位置作阻力变化来增强腹肌和屈髋肌为例说明：患者仰卧位，先抬起一侧下肢，再同时上抬两侧下肢练习，来增强腹肌和屈髋肌肌力。也可先将双手放在下腹部，然后躯干负重使上半身坐起，此动作主要强化腹肌。如坐起有困难时，治疗者可按住患者的双足后再坐起。还可在同样体位，患者用双手抱住枕部后，躯干和上肢向上用力使上半身坐起，或在双上肢高举下放的同时上半身坐起。当患者肌力有所增强后，可在仰卧位双手持杠铃或沙袋等做起坐训练。

4. 运动量

肌力增强训练的运动量一般以第二天不感到疲劳和疼痛为宜。每一组或每一套动作应进行到何种程度，要考虑到多种因素，慎重对待。根据患者肌力增强情况逐渐增加运动量，而且患者在进行每一个动作或每一套动作之间要充分休息。

5. 固定

训练时应对所要运动肌肉的起始端如躯干、肢体近端，用手、沙袋、带子等固定后再训练，如固定不稳，肌肉就难以用上力量。

6. 姿势、体位

患者要取便于运动的姿势与体位，使运动不受妨碍，还要制止代偿性运动，以减轻疲劳。

7. 对患者的讲解和鼓励

每次运动前应该向患者说明运动的目的和方法，以便患者主动配合努力锻炼。如果经常让患者了解肌力增强的结果，就能提高患者自觉锻炼的积极性，使其信心更足。

8. 代偿运动的防止

当患者所要训练的肌肉阻力过强时，其周围的协同肌群常常无意识地起代偿作用。而在肌力恢复训练期间就不应让周围肌群发挥代偿作用（只有在日常生活活动能力训练的最初阶段才允许和鼓励代偿运动）。因此患者运动时，肢体固定要确实，体位、姿势、运动方法和阻力的调整要适合该肌肉的运动。下面介绍一些防止代偿运动的方法。

（1）以屈肘为例。屈肘主要是前臂的肱二头肌起作用。当患者患上臂肌力减弱时，其旁的肱桡肌就起代偿作用。防止代偿的方法是患者坐位，将腕关节由握拳时的肘关节屈曲，改为双手指伸展、手掌向上的肘关节屈曲。

（2）以臂上举为例。臂上举时主要是肩三角肌的作用。当三角肌前部的肌力减弱时，上臂的肱二头肌就会起代偿作用。防止代偿的方法是患者坐位，将上臂外旋时手掌向上的上肢向前抬起，改为双手掌向下，上臂内旋的上肢向前抬起。

（3）以屈髋为例。屈髋主要是髋腰肌及大腿前部股四头肌的作用。当它们的肌力减弱时，臀部的缝匠肌就会起代偿作用，且屈髋时使大腿外展外旋。防止代偿的方法是患者坐位屈髋时，控制大腿外展外旋而向正前方做屈髋动作。

（4）以髋外展为例。当髋外展时主要是臀部臀中肌起作用。当臀中肌肌力减弱时，腰大肌、髂肌起代偿作用，且同时引起大腿外旋。防止代偿的方法是患者仰卧位，将患腿置于内、外旋的中间位后再外展患大腿，此时因躯干外侧肌强烈收缩，会同时发生骨盆上提，因此要切实固定好骨盆后再进行训练。

9.方法选择

因下肢和躯干肌肉的功能主要是长时间保持肌紧张而支撑体重，故宜进行等长运动来增强肌力；而上肢特别是手指肌的功能以灵巧精细活动为主，宜进行等张训练（即设定肌肉中的两点，收缩时两点接近，放松时两点离开，而肌纤维的张力保持不变）。根据患者病情可交叉进行训练。

四、运动失调的恢复训练

当脑卒中偏瘫患者的肌力恢复到Ⅲ级时，就可进行从上肢、躯干到下肢的卧位、坐位、立位运动失调的训练，并逐渐进行站立步行训练和负重步行训练等，以恢复身体原有的协调性。

（一）训练顺序

（1）应有系统地进行。对脑卒中偏瘫患者，即使能够步行的轻型患者，也要先从卧位训练开始，等到熟练以后再进行坐位及站位训练。在一次运动当中，要对前一个动作熟练以后，再移行到较难的下一个动作的训练。

（2）从容易做的动作开始。患者应该从简单的动作逐步过渡到复杂的动作，从一侧运动过渡到两侧同时运动，以后再过渡到最难的两侧同时做不同的运动。下面介绍的运动就是按照这个程序进行的。

（3）运动的范围和速度。偏瘫患者大范围运动比小范围运动容易进行，快速运动比缓慢运动容易进行。因此最初应从大范围、快速运动开始，逐渐熟练及习惯以后，再移行到小范围的缓慢运动。

（4）先睁眼后闭眼的运动。患者最初睁眼做动作，熟练之后交替睁眼和闭眼，最后过渡到闭眼做动作。因此最初进行卧位下肢训练时，应先用靠背架将上半身抬高到患者能看到下肢的程度后再运动。

（5）运动次数。一般一个动作连续做 3 ～ 6 次。

（6）休息。一次运动结束后，休息和做运动所用的时间相同。

（二）注意事项

（1）避免剧烈运动。如果患者做剧烈的运动，有可能超过关节活动范围，易造成关节肌肉损伤。因此患者运动时应在正常活动范围内进行。

（2）防止跌倒。偏瘫患者活动时特别容易跌倒，所以在立位和步行训练前，首先应在平行杠内进行。在平行杠外运动时必须有人在旁辅助。对中度以上的运动失调患者，即使应用手杖也要特别注意保护。

（3）应用支具。患者在开始负重时，应尽量使用关节紧缚带等保护性支具。

（三）肌松弛训练

患者在训练前可先做肌肉松弛训练，以便增加耐性和坚持长期锻炼。开始训练时患者取仰卧位，熟练后可坐在有靠背和扶手的椅子上，以后再过渡到立位和步行训练。

1. 训练体位

（1）仰卧位。患者仰卧在床上，使肘、腕、指关节和膝关节取微屈位，双上肢内旋位伸直，手掌向下放在身体两侧。双下肢稍分开，髋关节伸直，足稍向外旋。为了让膝关节微微屈曲，可折叠薄的毛巾布卷放在膝下。患者的枕头要稍厚，不要让颈部悬浮着，以免颈部肌肉紧张不能放松，但枕头也不能紧靠肩部。以上姿势摆好后，属患者全身放松。

（2）椅坐位。患者坐在椅子上，头颈、背部靠在椅背上，双上肢放在两侧扶手上，双足着地，全身放松。

2. 方法（适于Ⅳ级以上肌力者）

（1）仰卧位训练。①患者将上肢放在身体的两侧，轻握拳，后握紧拳，然后再放松（可先一侧，后交替，再双侧进行）。②在床上向外伸展上肢，再用力向下按后放松（先一侧，后交替，再双侧进行）。③将双上肢放松，侧放在身体的两侧后让手指伸展→让手紧张抬起→放松放下。④患者抬起患前臂→放松放下。⑤患者伸展上肢并抬起来→放松落下（可先单侧，后交替，再双侧进行）。注意不要让上肢抬得太高，一旦抬过高，上肢下落时会出现严重的屈曲反跳而影响运动。此练习也适用于下肢。⑥稍稍抬起头→放松放下，再抬起上半身→放松放下。

（2）坐位训练。①患者向上伸展上肢→放松落下（先单侧，后交替，再双侧进行）。②患者挺腰端坐→放松（如平常坐）。③患者挺腰伸直上肢向上举→重新坐好→放松上肢落下（可单侧、交替、双侧）。也可与呼吸运动同期进行（全身重力向下→呼气→放松。端坐→伸展上肢吸气→上肢上举）。④患者端坐→抬头→放松→全身重力向下→向前垂头。⑤患者端坐→抬高上肢上举→放松→重力向下→向前下垂头和上肢放下（可单侧、交替或双侧进行）。⑥患者椅坐位→用双手抓住扶手→伸展下肢（以足跟为轴做大腿内旋外旋运动）。

（3）立位训练。①患者站立位，先向上抬头后再向前垂头。②患者伸展上肢上举后再放松落下（可单侧、交替、双侧进行）。③先上半身放松后向前倾，然后再重新直立。④患者先向上抬起双上肢伸展上半身，然后双上肢放松自然落下。以上运动均可与呼吸周期保持一致进行。⑤患者双上肢放松，使其随意摆动 2～3 次。

（4）步行位训练。①患者正步行走时先伸展上肢并抬起，然后落下摆动（可单侧、交替、双侧进行）。②患者正步走时，先抬起上肢伸展不动，用足尖站立，然后行走时上肢放松落下（可单侧、交替、双侧进行）。③正步行走时，抬起双上肢伸展后下落，一侧手臂自由摆动，另一侧手臂紧贴身体不动。以上运动可与呼吸周期一致进行。

患者行肌肉松弛训练后就可进行运动失调的训练。

（四）卧位运动失调训练

训练时患者仰卧在表面光滑、足容易滑行的治疗床上，用高的枕头充分抬高头部，使其容易看到下肢的运动。此训练根据患者病情及肌力情况，可进行初级训练和中级训练。

1. 初级训练

方法 1：治疗者喊"一……"时，患侧膝、髋关节做深屈动作，患足在治疗床上滑动。治疗者喊"二……"时，患者伸展患腿。

方法 2：患者患侧膝、髋关节先向上做深屈动作，患膝部倒向外侧，然后患者再将膝部立起，伸展患腿。

方法 3：患者先将患侧膝、髋关节向上稍微屈曲，患膝稍向外侧倒（但不要贴在治疗床上），然后患膝再立起，最后把患腿伸直。

方法 4：患者先屈曲患侧髋、膝关节，让患者在自己想象的地方停下来（反复运动时尽量在同一位置停下来），然后再伸展患侧大腿。

2. 中级训练

方法 1：患者患下肢屈膝屈髋，足抬离床面 10 cm，一边伸腿一边将腿放下。健下肢也可以同样做此动作。

方法 2：患者先将患髋患膝屈曲，患足跟放在健侧膝上，伸展患大腿复原。患者也可在将患足跟放到健膝的过程中，在任意部位停下来后再复原。

方法 3：患者先将患足跟放到健侧小腿的中部，然后患足上举，再下放到健侧小腿的旁边，最后伸展患腿复原。

方法 4：患者先将患髋患膝屈曲，把足跟放在健侧膝上，再将患足跟放在健侧膝近旁的床上，伸展患下肢将患足跟放到健侧小腿的中部；然后将患足跟放到健侧小腿中部旁边的床上，再抬起患足跟放在健侧足踝部上面后，将患足跟放在健侧踝的旁边；最后完全伸直患大腿。

方法 5：患者先将患髋患膝屈曲，患足跟放在健侧的膝上，然后患足跟沿健侧小腿上面慢慢向踝部移动，直至患腿伸直复原。

方法 6：患者先将患足跟放在健侧踝上，然后患足跟沿健侧小腿上面缓慢地向健膝移动，移至健膝后伸展患大腿放在床上复原。

方法 7：患者先将双下肢同时屈髋屈膝向上抬，然后双下肢伸展膝关节保持悬浮状态，停顿几秒钟后，再将双下肢放下。

方法 8：患者先将患下肢屈髋屈膝足跟着床立起，在患下肢向外侧倒下去的同时屈健膝，患膝贴床后再立起来（内收），同时伸健腿，最后再伸直患腿。

方法 9：患者先屈健侧下肢，同时患下肢边屈曲边倒向外侧，然后两下肢举起悬空，让患下肢与健下肢靠拢，最后两下肢在悬空状态下伸展并放下两下肢。

方法 10：患者仰卧位。治疗者站在患者前方，伸出手逐步抬高，示意患者足跟随其抬高运动。

方法 11：患者先将患足跟放在伸直的健侧膝上，然后慢慢屈健膝再伸展健侧膝（注意患足跟不要离开健侧膝上）。

（五）坐位运动失调训练

患者坐位时，利用肋木、平行杠等器具进行的训练。训练时要特别注意防止患者跌倒。具体方法如下。

方法 1：患者先双手扶肋木坐在椅子上，将双足后缩到椅子下面，然后患者上半身前倾，重心移到双足上，手足共同用力伸展双髋双膝而站起来。停顿几秒后，患者双手仍扶肋木，上半身向前倾，再屈髋屈膝向下坐在椅子上，双手用力使上半身前挺坐端正。最后双足向前伸出恢复原来姿势。

方法 2：患者双手扶双膝坐在椅子上，先把双足缩到椅子下面，使上半身前倾，然后双手扶双膝，双腿用力伸展髋、膝关节起立。患者站起后停顿一会，上半身前倾，屈髋屈膝坐在椅子上，上半身挺起坐直后再向前伸出双足恢复原有姿势。

方法 3：患者端坐在椅子上，前面放一张比椅子面稍低的木凳，先让患者屈髋屈膝抬起患侧大腿，伸膝（仍屈髋）；然后将患足放在木凳上，停顿几秒后再抬起患腿，患下肢屈髋屈膝；最后将患足放在地板上，恢复原有姿势。

方法 4：患者双手扶膝坐在椅子上，治疗者先在地上画上多个点，然后让患者用患足尖一个一个指出来。

（六）立位运动失调训练

患者开始练习时应先在平行杠内，以后再到平行杠外进行。最初可睁眼练习，熟练以后再闭眼练习。训练的主要方法有下列几种。

方法 1：患者站立位，让身体前后左右晃动并保持平衡。也可以按口令"一……"向前，"二……"复原，"三……"向后的方式连续做下去。患者开始训练时两足分开，以后逐渐并拢做上述动作。

方法 2：患者两足并拢站立，治疗者从前后左右方向推他，患者保持平衡不要倾倒。

方法 3：患者先双足站立，然后交替用单足站立来保持平衡体位。

方法 4：患者在平行杠外站立，先双手握住平行杠，然后双手用力使身体做下蹲动作，停顿几秒后双手、双腿再用力站起。此方法练习时，最初用双手握平行杠，以后仅用手掌放到平行杠上，先患足上，最后健足靠拢到患足，两足平行站立。

（七）步行位运动失调训练

患者步行训练时，一定要加强保护防止跌倒。治疗者下的口令要缓慢，但在开始练习时由于患侧下肢支撑身体时间较长易产生不稳定，可以用比较快的口令来进行，以使患肢支撑体重的时间稍短一点。逐渐熟练以后，再将口令变慢，使其动作缓慢起来。训练时患者向前迈步的步幅平均为一足长，但向侧方迈步时可以略加宽。步行训练的主要方法如下。

方法 1（横走步）：患者先将两足稍稍分开站立，重心移至健足，患足向患侧方向横跨一步，然后稍抬健足跟将重心从健足移到患足上，最后健足收回到患足旁，两足平行负重站立。

方法 2（前进）：患者双足自然站立，身体先向健侧倾斜，重心落在健足上，患足向前迈一步，然后健足逐渐离地，重心移到患足而练习无意识的步行。

方法 3（后退）：患者双足自然站立，先使身体稍向健侧倾斜，重心落在健足上，然后患足向后退一步，边落患足边将重心移到患足上来，最后健足向患足靠拢，两足并拢站立。

方法 4（原地转）：患者两足稍稍分开站立，以患足为轴，先将重心转移到患足上，然后抬起健足跟和身体一起向患侧转体，转过后两足并拢负重站立。

方法 5：根据患者运动失调的程度选择适合的训练方法。如极轻度运动失调的患者可在保护下在平衡台上行走；轻度运动失调的患者在平衡板上行走；中度运动失调的患者可在地上画上步行线，在线内做步行训练。

方法 6：患者也可以进行上下阶梯训练。最初上下 1 级台阶时先将两足并拢后再上下，以后两足交替上下台阶。

方法 7：患者还可以手托东西步行。如在杯中放上水，或是在乒乓球拍上放 1 个乒乓球等。要求患者步行时不要让物体落下来。此方法主要是把患者的注意力吸引到别的地方后，用一手扶着平行杠直至完全离开平行杠。

（八）上肢运动失调训练

上肢的运动不像下肢步行那样单纯，患者下肢的失调即使很重，如果从简单的动作训练开始，也有可能得到很大程度的恢复。而上肢主要做精细动作，偏瘫后可塑性很小，重症患者即使从简单的动作开始，也很少能够恢复到能进行实用性的日常生活动作。上肢的训练主要是手的训练，患者可进行以下方法的运动失调训练。

方法1（指物）：患者站或坐在桌子旁边，治疗者用粉笔在桌子上画上大小不等的圆圈，让患者用患手指指到圆圈中。可在口令"一……"时患者手指指向圆圈，在口令"二……"时手缩回恢复原状。开始先指大圆圈，以后逐渐到小圆圈，最后根据治疗者的指示随意指圈。

方法2：在木板上做大小不等的孔，让患者向各个孔中插入相应的小棒（孔和小棒涂成相同的颜色）。患者练习时先从大的孔开始插，逐渐移行到小的孔，最后根据治疗者的指示随意插入相应的小棒。

方法3（撮捏）：在1个较浅的方盘里放入乒乓球或玻璃球，让患者先用患手拣球，以后用两手同时拣球。

方法4（抓能动的东西1）：先在1个较浅的方木盘里，放入乒乓球、玻璃球等，然后治疗者稍稍倾斜木板让圆球在上面滚动，嘱患者用患手去抓滚动的圆球。

方法5（抓能动的东西2）：用绳子在天花板上吊1个棉花球，先调节高度使患者能抓到球，然后让球左右摆动，嘱患者用患手来抓棉球。也可让棉花球在做上下、前后或圆周运动时用患手来抓球。

参考文献

［1］姚应祥．休闲体育在现代社会背景下的发展与实用研究［M］．北京：中国原子能出版社，2019．

［2］卞金玲．国医大师石学敏［M］．北京：中国医药科技出版社，2018．

［3］李和伟．中医文化学导论［M］．北京：中国中医药出版社，2018．

［4］张庆祥．中医基础理论［M］．青岛：山东科学技术出版社，2020．

［5］韩振廷．中风病辨证论治［M］．北京：中医古籍出版社，2017．

［6］卢海丽．缺血性脑卒中诊疗学［M］．北京：科学技术文献出版社，2017．

［7］李家庚．张仲景症状学：第3版［M］．北京：中国医药科技出版社，2018．

［8］向薇．临床常见病症中医诊治经验集萃［M］．长春：吉林科学技术出版社，2019．

［9］李开勤，姚强．偏瘫患者运动疗法［M］．北京：金盾出版社，2002．

［10］李丽，章文春．中国传统康复技能：第2版［M］．北京：人民卫生出版社，2018．

［11］苏友新，冯晓东．中国传统康复技能［M］．北京：人民卫生出版社，2012．

［12］崔剑平．中国传统康复技术［M］．武汉：华中科技大学出版社，2018．

［13］肖文冲，蒋宗伦，郭新荣．中国传统康复技术［M］．武汉：华中科技大学出版社，2018．

［14］陈健尔，李艳生．中国传统康复技术：第3版［M］．北京：人民卫生出版社，2019．

［15］刘芳．脑卒中康复护理［M］．厦门：厦门大学出版社，2018．